がんと遺伝の疑問に答える

遺伝するがん・しないがん

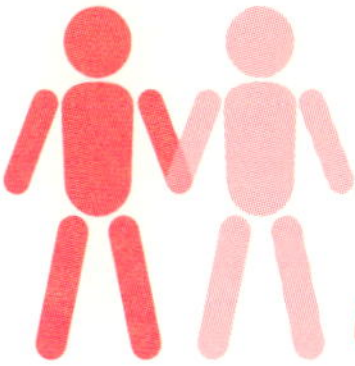

神宮外苑ミネルバクリニック
院長 仲田 洋美 著

法研

はじめに

初めまして。仲田洋美です。

私は1995年に高知医科大学医学部医学科を卒業し、同年、医師免許を取得し、母校の附属病院の血液・呼吸器内科医として医師生活をスタートしました。その後、外科で消化器・乳腺の診療に携わり、短いながら外科医としてメスを持つ期間を持ち、麻酔科研修も経験しました。

2006年、「がん対策基本法」が制定され、全国どこでも同じレベルの医療が受けられる環境整備や、総合的ながん対策として「がん対策推進基本計画」を策定することなどが決まりました。1981年以来、国民の死因のトップになっていたがんの対策に、政府がようやく国策として取り組むことになったのです。2008年春、がん対策基本法の理念を現場で実行する医療人を養成するというコンセプトで、「がんプロフェッショナル養成プラン」がスタートし、私はその1期生として香川大学の腫瘍内科コースに入学することができました。そこで、特定の臓器にとらわれず、どの臓器のがんでも診療できる臓器横断型の腫瘍内科医として研鑽を積みました。

臓器を限定せず診療すると、「遺伝性腫瘍（がん）」に遭遇する機会が増えましたが、それを扱う専門家がほとんどいないことに驚き、私は遺伝専門医となることを決意しました。2010年、私は四国がんセンターで研修して「がん薬物療法専門医」の資格を取得し、翌年には遺伝子医療に先駆的に取り組んでいた兵庫医科大学の門をたたき、「臨床遺伝専門医」の資格を取得しました。こうして、私は日本で初めての「がん薬物療法専門医かつ臨床遺伝専門医」となりました。子どもを3人育てながら、専門医の資格を2年連続で取るのは今考えてもハードで、いつ寝ていたのか不思議なほどですが、夫をはじめ家族のサポートで乗り切りました。

しかし、それまでもそれ以降も、高いヒエラルキーのある医学の世界で、私は目の前の患者さん1人を守ることがどれほど困難かを痛感し続けました。

もともと私が医師をめざすきっかけとなったのは、10代のころにかかった病気に正しい診断を下してもらえず、2年間ほど棒に振ったからです。だから私は医師になる前から、医師にもまちがいはあると知っていました。そのうえ、白黒をはっきりさせないと気がすまない性格です。どうしたら「患者の権利」を守れるのかを知りたくて、法学部に学士入学したこともあります。

そんな私が、がんと遺伝の専門医になり、その領域の景色がだんだん見えてくると、今度は遺伝性がんの治療や遺伝相談、遺伝子検査にもいろいろな問題があることがわかってきました。

2015年、私は組織の枠から出て、自分にできる最高の医療を患者さんに提供しようと、新宿ミネルバクリニックを開院しました。このほど、移転を機に「神宮外苑ミネルバクリニック」と改称しましたが、「遺伝子診療をちまたで」「今日の先進医療は明日の地域医療」「地域にこそ専門医を」という開院当初のコンセプトはいまも変わっていません。

また、私は、臨床遺伝専門医の研修中に、自分のもつ「偽性副甲状腺機能低下症」という病気が遺伝病であり、「希少常染色体優性遺伝性疾患」に当たるものだということを初めて知りました。それを売り物にするつもりはありませんが、いま、遺伝相談の患者さんに向き合ううえで、そのことがプラスになっているのは確かだと思います。

医療において主人公はあくまでも患者さんご本人です。何を選択してどのように生きるかということは、大変重要なテーマです。正解も不正解もないからこそ、きちんと理解したうえで自己決定をしていただける環境をつくることが専門医としていちばん大切だと考えています。本書は、そのような思いから、遺伝とがんについてみなさんに知ってほしい、考えてほしいことを、できるだけかみくだいて書いたつもりです。まだまだ、わかりにくい点が残っているかもしれませんが、本書が、一人でも多くの方の役に立ってもらうことを願ってやみません。

もくじ

【第3章】遺伝相談外来の実際とは？……103

【第4章】遺伝子検査でわかること、わからないこと……139

【第5章】よくある質問(患者さんからの素朴な質問に答える)

《スタッフ》
カバーデザイン&本文デザイン:小島文代
イラスト:やまださちこ
編集協力:有限会社じてん社/山崎ひろみ

第1章

女性とがん
～がんは遺伝するのか？

がんの遺伝は女性にとってどんな問題か

2人に1人ががんになる時代

がん（悪性腫瘍）は1981年以降、日本人の死因の第1位になりました。いまでは日本人の2人に1人は一生のうち1度はがんにかかり、年間死亡者のうち3人に1人はがんで亡くなっています。みなさんの周りにも、がんで亡くなった方やがんを患っている方、がんを治して生活している方がめずらしくなくなっているのではないでしょうか。

ただ、同じがんでも、男性と女性では少し様相が違ってきます。2016年の部位別死亡数のトップ3は、男性が肺がん、大腸がん、胃がん、女性では大腸がん、肺がん、すい臓がんとなっていますが、罹患者数を2013年データで見ると、女性では乳がん、子宮がん（子宮体がん・子宮頸がん）、男性では前立腺がんが、上位5位に入ります。

男性特有の前立腺がんは高齢になってからかかる人が多いのに対し、女性特有の乳がん（男性にもありますが）や子宮がんは近年、若年化が進み、20～40歳代で発症するケースが目立っています。この年代の女性ががんになると、病気の治療も、仕事・結婚・出産・子育てなど、プライベートな問題と併せて考え、答えを出していかなければならず、まず安心して治療に専念できる体制をつくることに大きな労力を使います。

アンジェリーナ・ジョリーの影響

そうした中で、近年、がんであることを公表する女性が増えてきました。

大きなきっかけとなったのは、ハリウッド女優のアンジェリーナ・ジョリー（以下アンジー）さんが、2013年5月、遺伝性がんの予防のために両乳房切除の手術をしたと米国の日刊紙『ニューヨーク・タイムズ』を通じて公表したことです。その選択について、私の意見ものちに述べますが、この出来事は「アンジー・ショック」と呼ばれるほど、世界中の女性の関心を呼び起こしました。彼女は『ニューヨーク・タイムズ』への寄稿で、「知識は力です」と、がんについて知ることの大切さを訴えました。

アンジーさん自身の体験を公表した背景には、がんの中には遺伝するがんがあること、遺伝性の乳がんや卵巣がんになる可能性について、遺伝子検査を受けるという選択肢があることや、検査の結果、がんにかかりやすいという遺伝子変異があったとしても発症の可能性を低くするための選択肢が存在すること、また、早期発見につなげる検診を組んでいくという対処方法があるということを広め、同じ不安をもつ世界中の人々に知ってもらい勇気づけたいという思いがあったのではないでしょうか。

その影響は、日本にもあらわれました。国立がん研究センター中央病院では、遺伝相談外来の受診者数が２０１３年度に前年の約3倍に増えたというデータを公表しました。それも、アンジーさんと同じ「遺伝性乳がん・卵巣がん症候群（ＨＢＯＣ）」に関する相談が増えたのです。

女性が抱えるがんの悩みとは？

一方、日本でも、故・川島なお美さん、故・小林麻央さん、北斗晶さん、生稲晃子さんら、若く著名な女性たちが相次いでがんを公表し、病気との向き合い方をオープンに語り始めました。直近では25歳の矢方美紀さん（元ＳＫＥ48）というアイドルが乳がんで左乳房全摘手術を受けたと公表しました。少し前の日本では考えられないことでした。

なかでも小林麻央さんの「がんの後ろに隠れない」という言葉は、がんであることを公表する女性たちばかりでなく、がんとたたかう女性たちを勇気づけ、共感を呼びました。２０１６年に英国の公共放送ＢＢＣが選ぶ「世界に影響を与えた１００人の女性」の一人に選ばれた麻央さんは、亡くなるまで、「がんであることが自分のすべてではない」「なりたい自分になる」という強いメッセージを発しました。また、彼女はブログで遺伝子検査を受けたことにも触れています。

この検査に関しても、あとで詳しく触れますが、こうした話を聞くにつけ、いま、女性たちが、がんという病気について、遺伝のことも含め、怖がることなく前向きに知識を得て、自分の納得ゆく対処をしたいと思っていることが伝わってきます。

人はがんになったとき、まず、大きな恐怖を感じます。死への恐怖です。それは、家族との別れ、仕事や趣味などを含めた社会との別れを意味しますが、とくに女性の場合、子どもが小さければ、母親として子どもの成長を見届けられないかもしれないということを簡単には受け入れられません。さらに、手術による喪失体験。乳房、子宮、卵巣といった臓器を切除する場合は、子どもを産む、授乳するという女性特有の機能を失うという喪失感が伴います。夫婦関係や嫁姑関係の悪化を心配する人もいます。また、乳房は再建手術も可能になってきましたが、まだ一般的にはなっておらず、切除後に温泉に行けない、着たいものが着られないと嘆く人もいます。放射線治療や抗がん剤治療による脱毛は一時的なものですが、こうした外見の変化は女性の患者さんには精神的ダメージをもたらすだけでなく、対人関係や仕事にも影響します。ライフスタイルを一変せざるを得ないほど大きな出来事、それがんという病気ともいえるでしょう。

そのうえに、女性にとって「がんが愛する子どもたちに遺伝するかどうか」は大きな不安・心配ごとです。すでに子どもがいるいない、これから子どもを産む産まない、どちらにしても、産む性である女性は、何らかの決断を迫られるのです。

こんなにも大きな病気に立ち向かっている女性たちに対し、がん、遺伝、両方の専門医である私は、その不安を真正面から受け止めて、応えなくてはいけない、と感じています。

人はなぜ、がんになるのか?

がん細胞とは何か?

人はなぜ、がんになるのでしょうか。

がんと聞くと、特別なもののように思われますが、がんとは正常な細胞が突然変異した異常な細胞のことで、だれのからだでも生まれているものです。

人間のからだは、たった1つの細胞からなる受精卵が分裂を繰り返すことで形成され、成長し、大人になると約60兆個もの細胞をもつようになります。その60兆個の細胞には、一つひとつ遺伝子が組み込まれ、古い細胞から新しい細胞へと入れ替わっていきます。この遺伝子がからだの内外からのストレスにより傷つけられたり、遺伝子をコピーするときにミスが起きたりして、異常な細胞ができます（**図1‐1**）。

そもそも、遺伝子の損傷やミスコピーそのものはだれにでも毎日、何千何万か所も起きている現象です。そして人間のからだには、遺伝子の傷を修復する機構や、異常な細胞が増えるのを抑えたり死滅させたりする仕組みである免疫機能が備わっています。これらがあるから、私たちは正常な状態を保つことができるのです。

ところが、ときどき免疫をかいくぐって、異常な細胞が生き延びることがあります。正常な細胞の遺伝子に、2個

■ 図 1-1 正常な細胞ががんになるまで

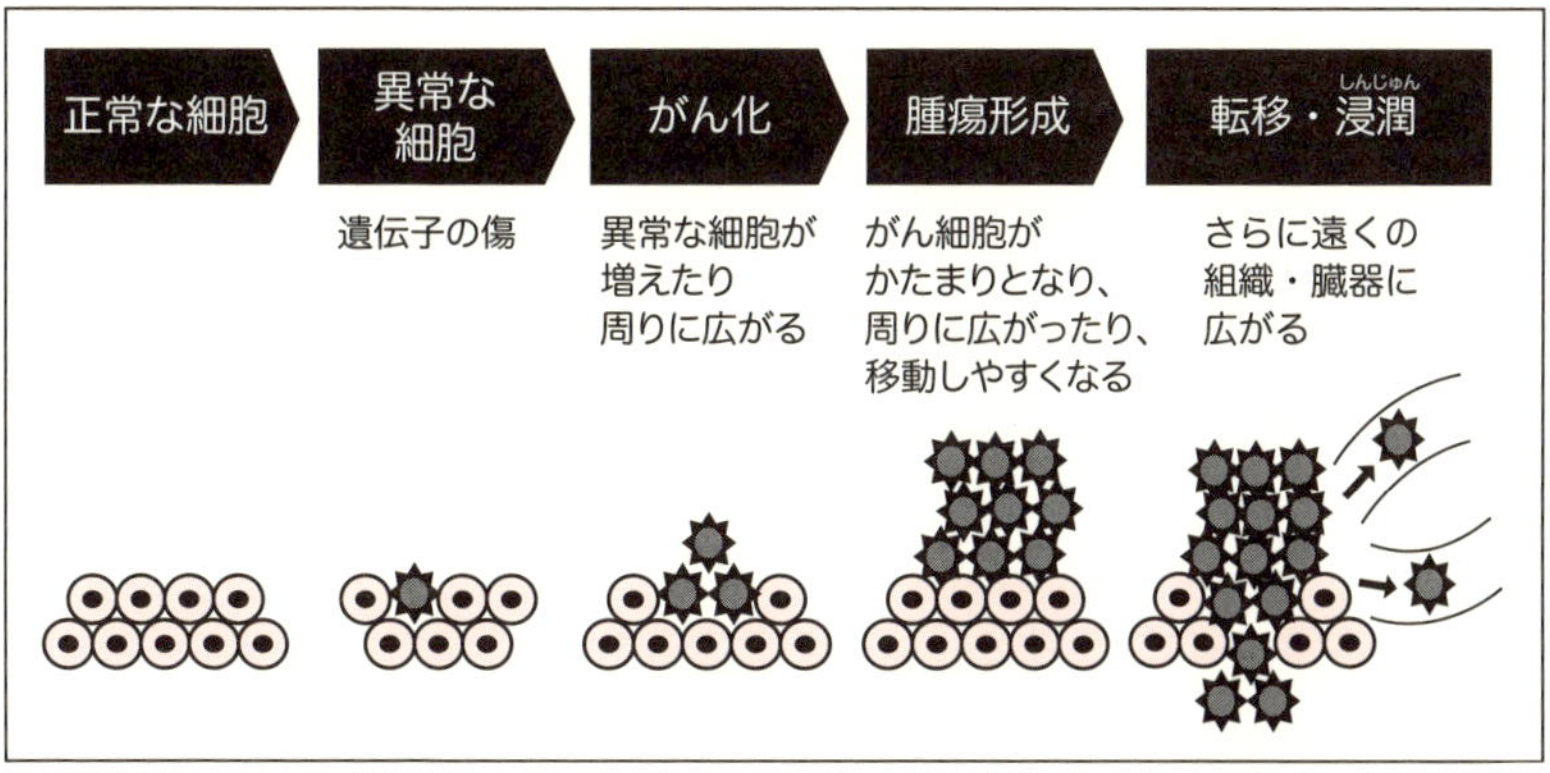

国立がん研究センター がん対策情報センター がん情報サービス 発行『患者必携 がんになったら手にとるガイド 普及新版』

から10個ほどの傷がついてできた異常細胞が「がん細胞」です。細胞が生き延びるためには酸素と栄養が必要なのですが、この異常細胞は低酸素・低栄養の環境でもエネルギーをつくれる遺伝子をはたらかせ、体内で何年もかけて無限に増えて、からだの正常なはたらきをむしばんでいきます。

これが、がんです。

遺伝要因と環境要因

がん細胞ができる要因には、遺伝要因と環境要因の2つがあります。

遺伝要因というのは、親から受け継いだ遺伝子の中に、がんになりやすい遺伝子が含まれていたというものです。最初から、がん細胞自体を受け継ぐわけではなく、ある種の「がんになりやすい遺伝子変異」があり、その遺伝子変異を受け継いでいるという意味です。そこで受け継がれた「がんになりやすい遺伝子変異」に、何らかのきっかけで新たに別の「がんになりやすい遺伝子変異」が積み重なるとがん細胞が生まれ、それが免疫機構の監視をすり抜けて増殖すると、がんになるのです。

環境要因には、たばこの煙、紫外線、放射線など、発がん性のある物質に大量にさらされるといったことや、水、食べ物、空気の汚染の影響を受ける、食生活で野菜の摂取量が少ない、運動習慣がないといった生活スタイルなど、生活を取り巻くすべての環境が含まれます。

ウイルス感染で発生するがんもありますが、これも、大きな意味の環境要因に含まれます。

しかし、何をどのくらい食べたらがんになるかなど、環境要因がどのようにがんに結びつくのか全部わかっているわけではありません。1981年に発表された英国の疫学者、リチャード・ドール博士らの米国人を対象とした研究[※1]では、食生活の影響が約30％以上、喫煙の影響が約30％と推計されています。日本ではそのような研究がないので、同じかどうかはわかりませんが、日本の男性のがんの53・3％、女性のがんの27・8％は、生活習慣や感染症が原因であるとする研究報告[※2]もあります。

また、環境でも遺伝でもないもう1つの要因として、「時間要因」をあげる人もいます。遺伝子の傷は一定の時間を経てがんになることがわかっていて、多くのがんは高齢になることによってリスクが高まるためです。

いずれにしても、これらの要因が複雑に絡み合っているので、こうすればがんが必ず予防できるということにはなりません。けれども、遺伝子検査や生活習慣から、その人のがんになりやすい要因を見つけて、予防や早期発見を心がけることはできます。

※1 Doll R, Peto R. The Causes of Cancer: Quantitative Estimates of Avoidable Risks of Cancer in the United States Today. New York: Oxford University Press; 1981.
※2 国立がん研究センター がん情報サービス発行『科学的根拠に基づくがん予防　がんになるリスクを減らすために』Inoue, M. et al.: Ann Oncol, 2012; 23(5): 1362-9 を参照

遺伝するがんと遺伝しないがん

遺伝するがんは「生殖細胞」の遺伝から

成人は、約60兆個の細胞で構成されています。細胞には、いろいろな臓器や組織を作っている「体細胞」と、卵子や精子やそれらを作る細胞からなる「生殖細胞」があります。生殖細胞は、親から子へ、遺伝情報を伝える役割をもつ細胞です。

がんを引き起こす遺伝子の傷は、毎日、たくさんの細胞の中でできています。けれど、放射線や紫外線などにより体細胞の遺伝子に傷がつき、それが何年もかかってがんになって、そのがん細胞が精巣や卵巣に転移しても、それが精子や卵子の細胞になることはありません。

ところが、生殖細胞で遺伝子の変異が起こると、それが子どもに遺伝します。といっても、そのままがんが遺伝するのではなく、がんになりやすい遺伝子変異が受け継がれるという意味です。がんだけでなくいろいろな病気になりやすい遺伝子変異も、同じような形で受け継がれます。

一般に遺伝子検査と呼ばれているものは、この生殖細胞がもっている遺伝子の変異の有無を検査するもので、「生殖細胞系列遺伝子検査」というのが専門的な名前です。

遺伝するがんは、がん全体の5～10％といわれ、パーセンテージとしてはそれほど多くはないのですが、年間死亡者数37万人あまり（２０１５年）の10％なら決して少ない数ではありません。

遺伝しないがん

「体細胞」で起こった遺伝子の変異は、がんになったとしても、そのまま子どもに遺伝することはありません。では、この遺伝子の変異がどのようにして、がんに関連する遺伝子（がん関連遺伝子）になるのかを見ていきます。

がん関連遺伝子は、全部で２００種類ぐらいあります。大きくわけると、①がん遺伝子、②がん抑制遺伝子、③ＤＮＡ修復関連遺伝子の3種類になります（**図1－2**）。

これらはよく、車のアクセルとブレーキ、メンテナンス（ＤＮＡ修復関連遺伝子）にたとえられます。

①のがん遺伝子は、細胞増殖にかかわる遺伝子のことです。がん遺伝子によって作られるたんぱく質は、正常な細胞では増殖しすぎないよう調節されるはずですが、この遺伝子が発現して強くはたらく状態になると、細胞増殖のアクセルが踏まれたままの状態になります。

一方、ブレーキの役目を果たしているのが、②のがん抑制遺伝子で、通常はがん化を抑えてくれているのですが、これが変異してブレーキが壊れると、がん化を抑えることができにくくなります。遺伝子が変異して「がん遺伝子」になる前の、正常にはたらいている状態では細胞がちょうど良い加減に、分裂・分化したり、死滅させて数を抑えるといった調節をしてくれています。このときは、アクセルとブレーキのバランスがとれています。

③のＤＮＡ修復関連遺伝子とは、文字通りＤＮＡが損傷したときにそれを修復してくれる遺伝子のことで、ここに異常が起こると、やはりがんを抑制できなくなります。

遺伝性がんは部位に関係なく遺伝する

遺伝性がんは、両親の生殖細胞にある遺伝子の変異（がんの原因遺伝子）が子どもに遺伝するものです。生殖細胞は子どものからだをつくる大もとの細胞であるため、その細胞の遺伝子変異は、その変異を受け継いだ子のからだのすべての細胞に同じように変異が遺伝しています。そのため、どの臓器にがん細胞があらわれても不思議ではありません。遺伝性がんのなりやすさ（高罹患性）の有無は、血液検査で白血球の細胞中のＤＮＡを抽出・分析することで調べられます。これは、白血球の細胞にも遺伝子の変異が遺伝しているからです。

ただし、生殖細胞からがんの原因遺伝子を受け継いだ人がすべて、がんを発症するわけではありません。

■ 図 1-2 がん関連遺伝子

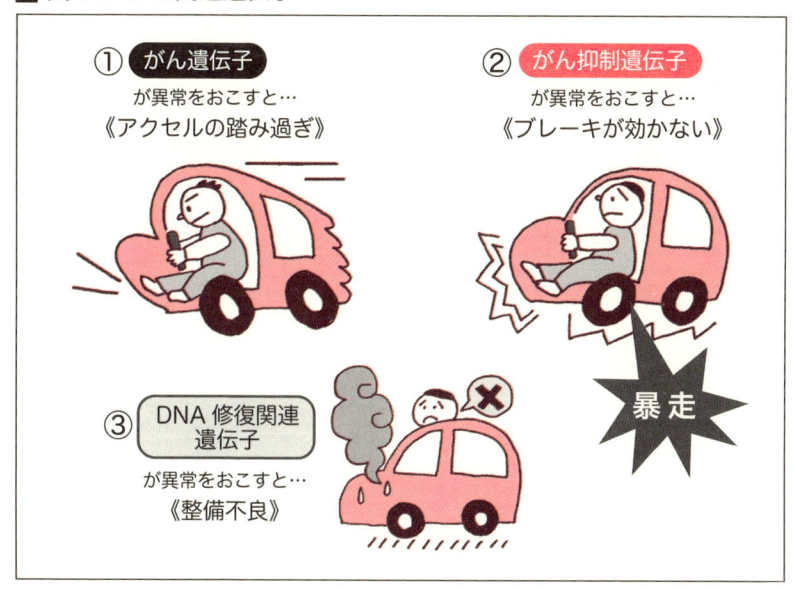

両親の両方、あるいはどちらかからがんの原因遺伝子を受け継いでいても、多くの場合、受け継いだ1対の遺伝子のうちの片方が変異しているだけなので、それだけで100%がんになるものは限られています。複数回、遺伝子の変異が起こったときにがん細胞になります。

なお、発症はしていないけれども、劣性の病的遺伝子をもっている人のことを「保因者」、優性の病的遺伝子をもっている人のことを「非発症者」と呼びます。（劣性遺伝、優性遺伝については31頁）

家族性がんと遺伝性がんの違い

「がんの家系」という言葉を聞いたことがある方も多いでしょう。

がんの中には遺伝するがんがあることから、家族にがんの人がいると、自分もがんになるのではないかと不安になるのも仕方ありません。

しかし、「家族性がん」と「遺伝性がん」はイコールではありません。遺伝性がんは親から遺伝子を受け継ぐことが原因のがんですが、家族性がんには同じ発がん物質を摂取することにより発症したなどという環境要因によるものも含まれます。「家族性がん」の一部に、「遺伝性がん」が含まれると考えるとよいでしょう。「家族性がん」に見られる特徴をあげると、3つあります。

①その家系に、若いのにがんにかかった人がいること。ただし、年齢的に何歳以下と決めているわけではありません。

②その家系に、1人で何度もがんにかかった人がいるということ。同じ臓器にいくつもがんが発生する「多発がん」や、複数の臓器にがんが発生する「重複がん」にかかった人がいるということです。これらが同時のことも、異時（1年以上たってから）のこともあります。

③その家系内で特定のがんにかかっている人が多いということ。

がんの転移と再発はどう違うの？

がんの「転移」とは、がん細胞が最初にできた部位から、血管やリンパ管に入り込み、それらの流れに乗って別の臓器に移動し、そこで増えることをいいます。

「再発」とは、最初に治療したがんが、全部切除しきれずに残っていて再び大きくなったり、放射線や薬で小さくしたがんが再び大きくなったりすることをいいます。最初にできた部位の近くにできる局所再発が多いのですが、転移して別の臓器にできることもあります。初回の治療で、完全にがんが取り除かれていれば理論上は再発しませんが、実際にはがんは発見されたときすでに、目に見えないほど小さながんが別の部位にもできていることがあるためと考えられています。

遺伝子とは何か？（ゲノム、染色体、遺伝子、DNA）

染色体とDNA、遺伝子はどういう関係？

遺伝と遺伝子について、もう少し、詳しく見ていきましょう。「ゲノムとかDNAって、むずかしそう」と感じるかもしれませんが、最近のがんの検査や治療ではよく出てくる言葉なので、少し慣れておいてください。

親から子へ、子から孫へ、顔や体形などが似るのがわかりやすい「遺伝」の例です。仕組みとしては、私たちの身体の細胞の1つひとつには遺伝情報が格納されており、これが親から子に伝わっていきます。

私たちの生命は、母親の卵子と父親の精子が結合してできた1つの受精卵から始まります。それが、細胞分裂を繰り返し、大人になると、約60兆個の細胞から構成されるようになります。

この最初の受精卵の細胞の核にあるのが染色体です。

染色体をほぐすと、2本の鎖がらせん状にからまった「2重らせん構造」になっています。鎖の部分は、DNA（デオキシリボ核酸）が、1列に並んでいます。DNAの中のところどころに、その人の特徴をつくる設計図のような情報=遺伝情報が書かれた部分があります。これが「遺伝子」です。

DNAと遺伝子がどういう関係かというと、「DNAはデオキシリボ核酸という物質。この1セットすべてがゲノムです。遺伝子はゲノムの一部で、生物の設計図になる遺伝情報」ということになります。

ゲノムのすべてが遺伝子ではない

ゲノムを分子レベルで見ると4種類の「塩基」という物質が、いろいろな配列で並んでいます。

ここでまた、耳慣れない「塩基」という言葉が出てきましたが、「塩基」というのは、化学反応で「酸」と対になるもので、水に溶かすとOH^-（水酸化物イオン）を出す物質（アルカリともいう）です。酸は水に溶かすとH^+（水素イオン）を出すので、酸と塩基を混ぜると水（H_2O）ができ、「中和」されます。

生物の組織、ヒトでいえば筋肉や皮膚、血液などからだを構成するものはすべてたんぱく質でできていますが、このたんぱく質を私たちは自分のからだで作りだしています。たんぱく質を作るとき、重要な役割を果たしているのが塩基の並び方（塩基配列）で、遺伝子は、じつはこのたんぱく質を作る設計図なのです。塩基はたった4種類なのですが、並び方の組み合わせは無数にあり、ヒト1人分のＤＮＡには父方、母方それぞれ約30億対もの塩基対があります。

生殖細胞がもつ1組（ヒトでは23本）の染色体のＤＮＡのことを「ゲノム」といいます。どのヒトも、父親由来のゲノムと母親由来のゲノムの2セットのゲノムをもっています。

ＤＮＡは大きくわけると、3つの領域にわかれます。①たんぱく質を合成する設計図が書かれた部分「構造遺伝子」、②それぞれの遺伝子がいつどんなふうにはたらくかを調整する「調整領域」、③残りは「スペーサー」と呼ばれる無意味な領域です。

DNAが折りたたまれて染色体に

ヒトのＤＮＡは2mもの長さがありますが、ＤＮＡはふだんは、ヒストンというたんぱく質に巻き付いていて、ＤＮＡが巻き付いたヒストンはさらに折りたたまれてクロマチン繊維と呼ばれる繊維状の形態となり、数マイクロmしかない細胞核の中に収納されています（**図1－3**）。

ヒトの場合、父親と母親から23本ずつ、合計46本の「染色体」が受け継がれます。

生殖細胞である精子や卵子ができるときは、「減数分裂」といって染色体の数が半数の23本しかなくなる分裂方法をとります。その23本の染色体が、受精によってそれぞれ同番号の似たもの同士でペアを組み、46本の染色体をもつ1つの受精卵になるのです。このように減数分裂しないと、受精卵の染色体の数は倍の92本になってしまうでしょう。46本のうち2本は「性染色体」で、男性はＸＹ、女性はＸＸで、その他の44本は男女とももっている「常《じょう》染色体」です。

■ **図 1-3　染色体の構造（DNA の凝縮）**

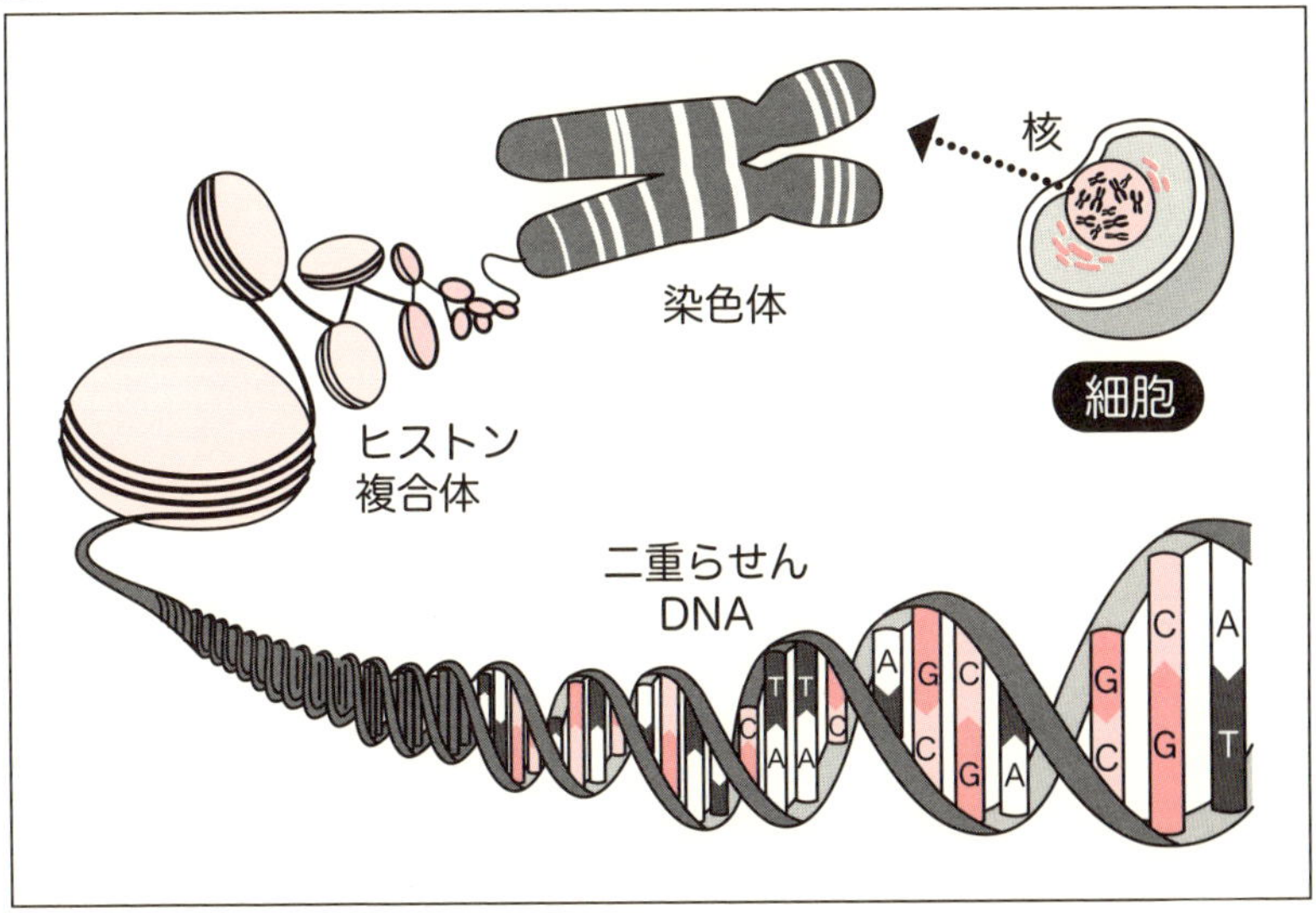

ヒトゲノム計画とは？

ヒトの１つの細胞核の中のＤＮＡを引き延ばすと約２ｍ。ヒト１人のもつ60兆個の細胞全部のＤＮＡを１列につなぐと、地球と太陽を４００回も往復できるという、文字通り天文学的な数字になるといわれています。

でも、それ全部が遺伝子というわけではありません。では、遺伝子はどこにあるのか？　ヒトゲノムの塩基配列を全部解析して、染色体のどこにどんな遺伝情報が書かれているかを明らかにしようとしたのが、日米欧６カ国による研究チームと米国の民間会社が競った「ヒトゲノム計画」でした。

２００３年には、30億個の塩基の配列を読み取ることに成功し、「遺伝子」はＤＮＡの中の特定の場所に２万８０００個程度あることがわかりました。逆にいうと、ゲノムのうち、遺伝に関係する構造遺伝子と調整領域は全体のほんの１％ぐらいで、残りはスペーサーでしかない、ということになります。

ヒトの生体情報を１冊の本にたとえて説明すると次のようになります。ＤＮＡはインク、染色体は本、遺伝子は書かれている内容の中でたんぱく質に触れている部分、ゲノムは本に書かれている内容全部、となります。

兄弟姉妹でも遺伝子はみな違う

同じ親から生まれた兄弟姉妹でも、全然、似ていないことはよくあります。

ヒトは父親と母親から、各23本1セット×2＝46本の染色体を受け継ぎます。その1セットの染色体は、そのまた親の世代（祖父母）から受け継いだ染色体です。

配偶子（精子または卵子のこと）は、46本のうちの半分（23本）の染色体をそれぞれもっています。そのため、単純に考えると配偶子の種類は、対になっている染色体のどちらを選ぶかで2通り。それを23本について考えると、2×23乗、約８００万通りの配偶子が形成されることになります。もう一方の親からも約８００万通りのうちから、染色体が受け継がれます。

さらに、精子や卵子ができるときに染色体の減数分裂が起こっていることはすでに述べましたが、そのとき、父親由来の染色体と、母親由来の染色体は交差して、染色体の組み換えが起こっています。これを考えると、染色体の組み合わせパターンは無限にあることになります。

ですから、兄弟姉妹がいても、すべてにおいてまったく同じ遺伝子をもつ可能性はほぼないといってよいでしょう。

一方、「一卵性双生児」は、１つの受精卵が分裂して2つになるので、遺伝子はまったく同じということになります。

遺伝子のスイッチ

では、一卵性双生児は見た目も体質もまったく同じかというと、そうではありません。もし、別々の環境で育ったら、見た目にも違ってきます。同じ家で同じものを食べ、同じように生活していても、家族や親しい友だちなら区別がつくでしょう。遺伝子がまったく同じでも、後天的影響を受け、別々の特徴があらわれることがあるからです。

なぜそうなるのかというと、遺伝子がその遺伝子のもっているはたらきをするためには、スイッチが「オン」になる必要があるためです。この遺伝子のスイッチはどこにあるかというと、ゲノムのＤＮＡの中で、たんぱく質の設計図が書かれていないスペーサーと思われてきたところにあるのではないか、という説があります。また、遺伝子のスイッチには、オンになるタイミングが決まっているものと、決まっていないものがあり、一卵性双生児でも全部の遺伝子が同じにはたらくわけではないのです。

コラム

メンデルの法則を思い出してみよう

「メンデルの法則」は聞いたことがあると思います。エンドウの豆の形や子葉の色を用いて示した遺伝の法則で、「優性の法則」「分離の法則」「独立の法則」（**図1－4**）という3つの法則を明らかにしました。

丸い形の豆（RR）としわのある豆（rr）をかけあわせたとき、Rrの組み合わせで、丸い形の豆ができます。子にあらわれる形質を優性形質、あらわれない形質を劣性形質といい、丸い豆を作る遺伝子（R）が優性形質だった場合、丸い豆ができるのが「優性の法則」です。次に、ここでできたRrの豆同士をかけあわせると、前の世代で隠れていた劣性形質が再びあらわれ、丸い豆としわのある豆が一定の割合、3：1の割合で遺伝します（分離の法則）。

エンドウの子葉のうち、黄色と緑のものでは、黄色が優性、緑が劣性です。これを黄色（Y）、緑（y）で表し、丸い豆で子葉の色が黄色いもの（RRYY）と、しわの豆で子葉の色が緑のもの（rryy）をかけあわせると、ここでも優性の法則がはたらき、丸くて黄色の豆（RrYy）になりますが、その豆を自家受粉すると、形と色の遺伝はそれぞれが独立して（RY、Ry、rY、ry）優性の法則と分離の法則に従って遺伝します。これを「独立の法則」といいます。丸＋黄色、丸＋緑、しわ＋黄色、しわ＋緑の割合は、9：3：3：1であらわれます。

・優性遺伝と劣性遺伝の意味

ヒトの遺伝子にも、次世代でよりあらわれやすい特徴と、あらわれにくい特徴があるのは同じです。これを、優性遺伝、劣性遺伝と呼びますが、一方が優れていて、もう一方が劣っているという意味ではありません。優性の遺伝子型は1対のうち、1つあれば体質にあらわれますが、劣性の遺伝子型

■ 図1-4 メンデルの遺伝法則：独立の法則

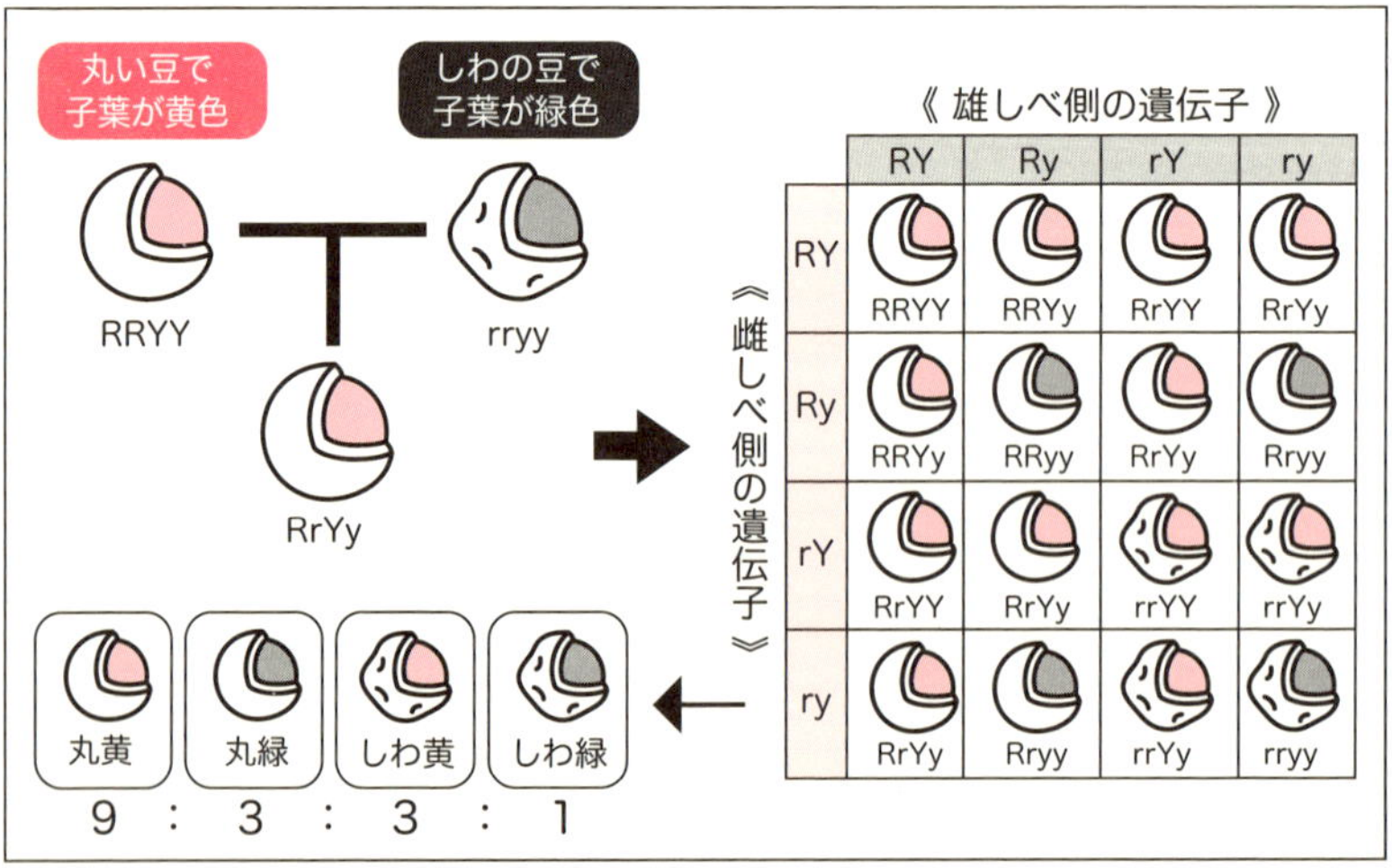

は1つだけではあらわれません。

ちなみに、遺伝に関する研究をしている「日本遺伝学会」は、2017年9月に刊行した『遺伝単 ～遺伝学用語集 対訳付き～（生物の科学遺伝別冊）』で、用語の改訂を提案しました。その中で、「優性」を「顕性《けんせい》」、劣性を「潜性《せんせい》」と変えることを提案しています。これについて、一部報道では「日本人類遺伝学会」と協議の上共同提案したとされましたが、「日本人類遺伝学会」は「学会として了承したという事実はない」と発表しています（同学会ホームページ「2017年9月26日新着情報」）。

議論や検討は必要かもしれませんが、私は、「顕性」、「潜性」と言い換えたとしても、一般市民の方にはわかりにくいだけではないか、とくに耳で聞いただけでは意味がわからないのではないかと危惧しています。むしろ「せんせい」というひびきは「専性」ととらえられ、もっぱら遺伝する、すなわち優性遺伝なのかと誤解を招くのではないかと考えます。また、私自身も希少常染色体優性遺伝性疾患患者ですが、優性や劣性をどのように言い換えたとしても私たちに対する差別はなくなりません。差別は人が区別するところから始まるそうです。呼称変更で差別をなくすことも誤解をなくすこともできないのであれば、別に変える必要はないのではないかと個人的には考えます。

がんの「標準治療」「臨床試験」「セカンドオピニオン」について

標準治療とは何か

遺伝性がんの治療法は、その他のがんの治療法と基本的には変わりません。さらに、がんおよび他の病気でも、科学的根拠に基づいた治療法としては、それぞれに「標準治療」と呼ばれる治療法が確立されています。誤解しないでいただきたいのは、標準治療というのは、平均的レベルの治療という意味ではなく、現時点で最もよい治療のことを指しています。

がんに対する治療は、外科手術、放射線治療、薬物療法（ホルモン療法、抗がん剤治療）にわけられます。これらを同時に組み合わせる集学的治療法もあります。

それぞれのがんの種類と進行度により、どのような治療法があるかを、メリット、デメリットを含めて説明するのが医師の責任です。

「担当医が外科医なので、がんの摘出手術をすすめられる」などと聞いたことはありませんか？昔はそういう傾向が強かったのは確かです。手術にはマイナス面もあることを事前に十分説明せずに、手術をする医師もいることは、拙書『女性のがんの本当の話』（ワニブックス）にも書きました。

そもそも、日本に「腫瘍内科医」が生まれたのは2000年代に入ってからで、米国から遅れること約40年。それまでは、がん細胞ができるメカニズムを専門に学んでいなくても、よかったわけです。

ちなみに、米国国立がん研究所（National Cancer Institute, NCI）の用語を引用すると、「腫瘍内科医とは、がんの診断や抗腫瘍薬・ホルモン治療・生物学的治療・分子標的治療などの治療を行うことを専門とする医師であり、担がん患者（がんを有する患者さん）にとって主たる医療従事者であることが多い。腫瘍内科医は、緩和ケアも行い、また、他の専門医たちの治療の調整をすることもあります」とあります。米国のオンコロジスト（腫瘍内科医）は時として、理学療法、精神カウンセリング、臨床遺伝学など、患者の集学的治療のコーディネートを行います。

日本でも腫瘍内科医は、現在ではがんのチーム医療のコーディネーター的役割を求められていますが、腫瘍内科医が不足しているために、その役割が十分果たされているかどうかは施設によって違ってきます。また、タテ社会の日本で人材が横断的に力を発揮しにくいという事実は医療でも同じです。

もし、自分の得意な治療法、好きな治療法をすすめる医師がいたら、それは大きな問題です。多くの方は、いまでも腫瘍内科医は抗がん剤治療をすすめるという印象をもっていますし、その傾向がゼロだとはいいませんが、少なくとも、私はそうではありません。

標準治療を軸に、患者さんご本人が望む治療目標とご本人の状態、人生観などを総合的に勘案して治療方針は決定するべきだと思っています。

ガイドラインとは?

病気の診療においては、その関連学会が中心になって、「診療ガイドライン」を作り、公開しています。あとがきでもふれますが、日本と米国ではガイドラインをつくる委員になれる人の要件が大きく違います。日本で作られたガイドラインは、厚生労働省の委託を受けて、公益財団法人日本医療機能評価機構が運営する、ＥＢＭ普及推進事業Ｍｉｎｄｓ（マインズ）が公開しています。

ガイドラインにはエビデンスのレベルによって推奨度をわける、推奨グレード制をとっているものがあります。エビデンスのレベルとは、研究方法から科学的根拠の信頼度をランク付けしたもので、ランダム化試験という研究を行った論文を複数検討したものがもっともレベルが高くなります。

自分の治療法を選ぶときには、その病気の診療ガイドラインでは、その治療がどのグレードにあるのか、医師に確かめたり、資料の提供を求めたりして、知っておいてほしいと思います。グレードは例をあげると、次のような形でわけられています。ただしこの「グレード」も、それぞれのガイドラインを作った作成委員会が決めているもので、決め方の標準化が求められます。

グレードA　：行うように強くすすめられる
グレードB　：行うようにすすめられる
グレードC１：行うことを考慮してもよいが、十分な科学的根拠がない
グレードC２：科学的根拠がないのですすめられない
グレードD　：行わないようにすすめられる

コラム

「がんもどき理論」は正しいの?

『あなたの癌は、がんもどき』などの著書で何かと物議をかもしている医師、近藤誠さん(近藤誠がん研究所所長)の考え方は、全部間違っているとは申しません。日本の権威主義的な医療批判については、共感できるところもあります。また、私は彼がすすめる「がん放置療法」も、患者さん本人が望むのであれば認められるべきものだと思っています。ただし、「放置療法」ではなく「無治療」が正しい表現でしょう。しかし、がんの専門医として、近藤さんの「がんもどき理論」については、疑問をもたざるをえません。

「がんもどき理論」は、がん(固形がん)には、ほうっておいても転移しない「がんもどき」と、治療しても転移してしまう「本物のがん」がある、と分類する考え方が基礎になっています。この基礎の部分が問題なのです。

がんは遺伝子異常が蓄積して細胞が異常繁殖し、宿主の生命に悪影響を及ぼすものです。がんには最初から転移の能力があるわけではなく、時間の経過と共に、さらに遺伝子変異が加わり、徐々にその能力を獲得していくのです。

では、がん細胞が転移するのには何が必要かというと、できた部位から出ていかなけ

ればいけません。動かないといけないのです。しかし細胞はとなりの細胞とくっついて

いてそのままでは動けないので、まず、運動する能力を獲得する必要があります。次に、

できた部位から出て動き回るには、まず、リンパ管か血管に移動して、その壁を壊して

侵入し、リンパ液や血液の流れに乗って別の部位に移動する必要があります。このとき、

リンパ管の壁は薄いから比較的、侵入するのは簡単なのですが、血管に侵入するにはリ

ンパ管の壁よりはるかに丈夫な血管の壁を壊すという能力が必要になります。そこにま

た大きなハードルがあります。さらに、仮に血中またはリンパ管にがん細胞が侵入でき

たとしても、次にはまた、血流にさからって壁に取りつき、その壁を破って、向こう側

の組織（別の臓器）に入っていかなければなりません。

そんなふうに、がん細胞というのは、涙ぐましい努力をして初めて転移が可能になる

のです。その、転移先（転移巣）にできたがん細胞と、最初にできたがん細胞の遺伝子

を比べると、新たな変異が加わり最初とは違うものになっています。最初から転移する

がんと転移しないがんがあるのではなくて、転移する能力を身につけたものが転移した

がんだということです。

だから「がんもどき理論」というのは、最初からおかしな理論だといわざるをえません。

もし、治験や臨床試験への参加をすすめられたら？

新しい治療法の開発や新しい薬をつくるために、医療者や製薬会社は患者さんの同意のもとで、研究を進めていますが、それらは「臨床研究」と呼ばれます。臨床研究の中には、臨床試験、治験、症例報告などの研究があります。治験と臨床試験は、一般の方には、ほとんど区別がつかないと思います。

もし主治医から、臨床試験や治験への参加や、新しい治療法を提案されても、その場で決める必要はありません。判断に迷ったときは、じっくり考えてから結論を出せばよいし、ほかの医師の意見も聞きたいときは、当然「セカンドオピニオン」を聞く権利が患者さんにはあります。

「臨床試験」は治療や診断方法を試すもの

臨床研究の中で、医師（研究者）が主体になって、ヒトを対象として治療や診断方法などの試験をすることを「臨床試験」といいます。

がんの臨床試験は3段階で行われます。

第I相（フェーズ1）では、がん種を特定せず、少数の患者さんを対象に、段階的に薬の投与量を増やしていき（dose escalation test）、薬の安全性の確認、有効で安全な投与量や投与方法などを探索します。

第Ⅱ相（フェーズ2）では、がん種や病態を特定し、第Ⅰ相より多数の患者さんを対象に、前の段階で有効で安全と判断された用量や投与方法で薬の有効性と安全性を確認します。

第Ⅲ相（フェーズ3）では、さらに多くの患者さんを対象に、その治療法が従来の治療法（標準治療）と比べ、有効性や安全性の面で優れているかどうかを比較検討します。

臨床試験は、医師が見守る環境のもとで、新しい治療法を受けられる可能性がある一方で、それほど効きめがない場合や副作用が強い場合など、危険も伴います。臨床試験はれっきとした人体実験の1つであることを忘れてはなりません。

「治験」は薬を試すもの

一方、厚生労働省から「薬」として承認を受けるために行う臨床試験のことを「治験」といいます。治験には、製薬会社が患者さんに依頼するものと、医師が行うものがあります。どちらも治験を行う医師が患者さんに「治験」について十分説明し、患者さんがその内容をよく理解したうえで、ご本人自らの判断により、治験に参加することに同意（インフォームド・コンセント）して参加します。

治験は4段階にわけて行われます。

第Ⅰ相（フェーズ1）は、少人数の健康成人で、ごく少量から少しずつ投与量を増やしていき、毒性や安全性、用量を決定します。しかし、抗腫瘍薬（抗がん剤）の場合は、他に治療法がない患者さんを対象に毒性の評価や用量を決定することになります。

第Ⅱ相（フェーズ2）では、薬の候補物質が効果を示すと予想される比較的少人数の患者さんを対象に、有効性、安全性、投与量・投与方法などを検討します。

第Ⅲ相（フェーズ3）では、多数の患者さんを対象に有効性、安全性、従来の治療法や薬と比較した効果などを確認します。

ここを通過すればやっと承認です。

新薬の場合は、この先に、第Ⅳ相（フェーズ4）があり、「市販後臨床試験」となります。薬はいったん市販されると、治験を行ったときよりも格段に多い人数に投与されます。そのため、市販された後も継続的に検証し、評価・分析し続けて、その結果をその後の医療に反映していく必要があるのです。

もし、がんの治療の中で、医師や治験コーディネーター（治験をすすめる専門職員）から、治験や臨床試験に参加してみませんか？　といわれたときは、その場で返事をしなくてもよいし、もちろん断ってもかまいません。治験は新しい治療法であるかのように説明されるかもしれませんが、治験は治療ではありません。それでも、受けたいと思うときは、その治験や臨床試験の目的やすめる理由、具体的な方法、メリット・デメリット、副作用の可能性、費用（無料・有料、どちらもあります）など、十分な説明を求めることが大切です。

先進医療とは？

日本には健康保険制度があるのですが、保険で認められていない治療を受けると、保険診療が認められている医療も含めて全額自己負担となります。しかし高度の医療技術を使った治療法や医薬品について、保険の対象にするべきかどうかを評価するために、保険診療との併用を例外的に認める「保険外併用療養」があります。その1つが「先進医療」です。

「先進医療」も、「標準治療」と同じで、誤解を生みやすい言葉ですね。「先進医療」と聞くと、最先端で、すごく優れた医療であるかのような印象をもたれるかもしれませんが、これは間違いです。まだ保険診療として提供するにたる効果があるかどうか「評価」が定まっていないから、保険診療が認められていないわけです。先進医療となっている部分は、全額自己負担となります。

先進医療はＡとＢの２種類にわかれており、「先進医療Ａ」は未承認薬等を使用しない治療法で、有効性がある程度認められているもの、「先進医療Ｂ」は未承認薬等を使用する治療法、つまり有効性がまだ認められていないものです。

先進医療に関しても、患者さんご本人が自分の意思で受けることには、私は反対いたしません。ほかに有効で積極的な治療法がないといわれたら、選択肢の１つになるでしょう。

がんのおもな先進医療には、**表１－１**のようなものがあります。

がんと診断されたらすること

がんは命にかかわる病気です。だからこそ、医師任せにしないで、自分で主体的にがんと向き合ってほしいと思います。そのために、がんと診断されたらやってほしいことが5つあります。

①がんを治すための情報を集める

まず、がんと診断した医師から詳しい説明を聞きます。検査後の最初の診察には、家族や友人に付き添ってもらってもよいし、メモをとったり、録音したりすることも大切です。その医師が下した診断内容と治療法の説明を納得できるまで聞きましょう。

インターネットでの情報集めには注意が必要です。やみくもに情報を集めたり、個

■ 表1-1　がんのおもな先進医療

先進医療A	
陽子線治療	放射線の1種である粒子線（陽子線）を病巣に照射することにより悪性腫瘍を治療する
重粒子線治療	重粒子線（炭素イオン線）を体外から病巣に対して照射する治療法
泌尿生殖器腫瘍後腹膜リンパ節転移に対する腹腔鏡下リンパ節郭清術	精巣腫瘍、膀胱腫瘍等の摘出後、追加の化学療法・放射線療法の必要性を判断するために、腹腔鏡を用いて後腹膜リンパ節を切除しリンパ節転移の有無を確認する
樹状細胞及び腫瘍抗原ペプチドを用いたがんワクチン療法	がんワクチンによって、がん細胞に対する特異的な免疫を担当するTリンパ球を活性化し、患者自身の免疫系によりがんを攻撃する
先進医療B	
12種類の腫瘍抗原ペプチドによるテーラーメイドのがんワクチン療法	患者個別に選択したがんペプチドワクチンを、それぞれ週に1回の頻度で皮下注射する
経皮的乳がんラジオ波焼灼療法	US(超音波断層)画像をガイドとして電極針を腫瘍に刺入して、ジェネレーターというラジオ波発生装置に接続し、通電する
NKT（ナチュラルキラーT）細胞を用いた免疫療法	体内NKT細胞の活性化を誘導するために、末梢血から成分採血で単核球を採取して1～2週間培養を行い、樹状細胞を誘導する。投与前にαガラクトシルセラミドを樹状細胞に提示させ、本人の静脈内へ培養1週目と2週目に点滴投与する

厚生労働省ホームページより作成

人の患者ブログを読むよりは、信頼できそうなニュースソースを選んで参考にするとよいでしょう。中でも、国立がん研究センターが運営する「がん情報サービス」(ganjoho.jp)というサイトは、日本のがん関係の情報では最も網羅的で、元になる統計や資料も掲載されているので偏りが少なく、患者さんからの信頼もあるサイトです。また、同じ病気の患者さんグループのホームページを探すときは、会の連絡先、代表者名、会の決まりなどが公表されているところを選ぶようにしましょう。

②がんを治すためのパートナーを見つける

主治医は信頼できますか？ いつも忙しくて説明が足りない、質問にちゃんと答えてくれない、高圧的である、などというときは、別の医師を探したほうがよいと思います。有名な医師であるとか、学会で権威があるとか、大病院だから間違いないだろうとか、そういうことを基準に医師を選ぶのでなく、自分にとって納得できる対応をしてくれる医師なのかどうか、そこを基準にしてほしいのです。

がんの治療は長期にわたり、生き方や価値観に照らした選択を求められることが何度もあります。そんなとき、パートナーとしての医師が人間的に信頼できる人でなければ、助言を受けたり本音で話し合うことができないと思うからです。

③治療の戦略を立てる

がんをどのように治療していくか、先の見通しまで含めた戦略を、医師と共に立てましょう。医師にはどういう治療法があるか、標準治療も臨床試験段階のものも、治験レベルのものもすべて話してもらい、そのメリット、デメリットを聞きましょう。

ときどき、自分の施設ではできない治療法については説明しない医師がいますが、それでは戦略が立てられません。それぞれの治療法について、どのくらいのお金と期間がかかるのかといったこともすべて聞きましょう。公的な医療費負担についても、情報をもらいましょう。

④自分が主人公のドラマであることを認識する

治療に入る前に、この闘病は「自分が主人公のドラマである」ということを、認識することが大事です。がんと向き合うということは、痛みやつらさをがまんすることではありません。自分のからだ、自分の心、自分の気持ちを大切にしてください。

友人や家族、親族から、いろいろな情報が寄せられるのもがんの特徴です。皆、よかれと思って親切心から情報をもってくるのですが、それで不安が増すのなら、医師にその情報について意見を求めたり、その情報は無視することに決めたりすることも、間違いではありません。それも含めて、最終的には自分が納得ゆく方法を決めましょう。同じ病気の患者さんや、がん患者の相談窓口に相談するのもよいと思います。

⑤ゴールの形を決めておく

がんは、再発や転移という問題がいつまでもつきまとうために、長い間、不安な状況が続く病気です。早期発見して一度は完治した人でも、そうした不安は残るでしょう。それらの不安は無視するのではなく、あり得ることとして受け入れたほうが、気持ちは落ち着くのではないでしょうか。

そして、もし病気が治らないのであれば、自分はどんな終末期を迎えたいのか、自宅で過ごしたいか、病院のほうがよいか、誰に一緒にいてほしいか、死ぬ前にやりたいことは何かなど、医師や大切な人と相談して、自分はどうしたいのかを考えるようにしましょう。同じ病気の患者さんや、可能ならば精神科の先生や宗教家など、いろいろな人に不安な気持ちを聞いてもらってもよいと思います。それは、恥ずかしいことではありません。むしろ、必要な行動だと思います。

コラム

がんのゲノム医療って何？

がんとは、正常な細胞が突然変異した異常細胞のことです。人間の体内で絶えず起こっている細胞分裂のときに、何らかの原因で遺伝子が傷つけられたり、遺伝子をコピーするときにミスが起こったりして、異常が積み重なった結果として、がんが発生します。

現在では、ヒトのゲノム情報（24頁）を丸ごと解読できるようになり、これにより、個人の体質や病状に適したより効果的な病気の治療、予防が可能になる「ゲノム医療」（オーダーメイド医療ともいわれます）の研究が進んでいます。

なかでも、がんの診断、治療には「ゲノム医療」への期待が高まり、実用化が進んでいます。その人のがん細胞の遺伝子を調べ、どの遺伝子に変異があるのか、そのがん細胞の増え方はどうか、などを知ることにより、がんの悪性度や再発の確率を予測することができます。その情報に基づいて、再発予防の化学療法を行ったり、効果が予測され、副作用の少ない薬を選ぶこともできるようになりつつあります。

患者さんエピソード

七五三の写真を残してあげたい

QOL（quality of life）は「生活の質」と訳されますが、「Life」には人生という意味もあり、「人生の質」と訳してもよいのではないかと考えています。生まれてから死ぬまでの期間の人生・生活の満足の度合いと捉えていただいたらよいと思います。

研修医1年目。大学病院の医局には、日直デビューは半年経ってからという決まりがあり、その日、私は一人で日直デビューでした。1995年の七五三の日曜日でした。

リンパ腫のAさんは、私にこっそりいいました。

「先生、お願いがあるの。私を外出させてほしいの」

「？」

「今日は七五三なの。だから、子どもに七五三の写真を残してあげたいの。私はこのあいだ抗がん剤をやったばかりだから、F先生（主治医）にいうとダメっていわれると思って、先生が来るのを待っていたの」

私が考えていると、

「お願い。私はもう助からないのはわかってる。4回目の再発よ。自分のことは自分が一番よくわかってます。だから、子どもに1枚、七五三の記念写真を残してあげたいんです。先生、お願い。私に外出許可をください。今日じゃないとだめなの。今日なら業者さんが神社にいるから、神社にお参りに行って写真を撮るの。子どもはまだ2歳です。私はもうすぐ死ぬ。子どもは私を覚えていてくれないでしょう。だから、せめて写真を残したいんです」

Aさんは、私より2歳年上なだけでした。私は当時、右も左もよくわからない研修医1年目。いろんなことを考えました。

①黙ってAさんの外出許可証にサインして印鑑を押す→主治医である先輩から怒られそうだけど、Aさんは子どもに写真を残してあげられる。

②先輩に電話して、許可していいかと確認する→これも怒られそう。この場合、私が怒られ、さらにAさんは外出できず、写真も残せない。

そこで、私は「えーい!」と清水の舞台から飛び降りるつもりで、外出許可証にサインして印鑑を押しました。

ナースステーションに書類を出したら、「先生。本当にいいんですか?」といわれたので「はい。いいです。日直医の私の判断で許可します」と返事をしました。するとしばらくして、Aさんの主治医である先輩が電話をかけてきました。看護師が知らせたと、あとでわかりました。

先輩は案の定、激怒しました。いますぐ外出許可を撤回しろといい、私が「嫌だ」というと、先輩が医局に飛んできて、えらい勢いで怒られました。

「白血球が1000／㎣を超えているのに、どうして外出もさせないのか教えてください」というと、先輩は「バカ野郎！」「俺の患者に手出しするな」と叫んで病棟に行きました。もう、私には何もしてあげられません。そもそも、研修医の私が、先輩に逆らうなんてご法度《はっと》でした。

午後。Aさんは病室にいました。

「先生、ごめんね。私のせいで怒られたんでしょ？」というAさん。

「いいのよ。そんなこと。でも、すぐに行けばよかったのに」と私がいうと、夫を待つ間に主治医が来たし、看護婦さんにも止められたと、さみしそうに力なく笑っていました。

私は今も、あのときこっそり外出させて、書類をあとでナースステーションに持って行くんだった、と後悔しています。そうしたら、Aさんとお子さんに七五三の写真を残してあげられたと……。

しばらくしてAさんは亡くなりました。

先輩からは、「だからお前は常識外れでダメな医者なんだよ」といわれました。

「常識」ってなんでしょう。患者の命がけの最後の願いよりも、自分の常識のほうが重いのか？私にはもはや言い返す気力もありませんでした。でも、この日のことは一生忘れられません。

やっぱり、QOL（人生の質）ということを、もっと治療概念に取り入れなければならないのではないか？と私は思います。

第2章

遺伝性がんの種類と治療

遺伝性がんは、どの部位にできるか

1章でも説明したように、がんを原因別で見ると3つのパターンがあります。車の例でいうとアクセル（がん遺伝子）、ブレーキ（がん抑制遺伝子）、メンテナンス（DNA修復関連遺伝子）の機能が壊れているものです。遺伝性がんもこのような遺伝子の異常から起こるのは同じです。それぞれの遺伝子異常がどんながんにかかわっているのかを、表にしてみます（**表2－1**）。

遺伝性がんの特徴は、1つの部位にとどまらず、複数の臓器にできたり（「重複がん」といいます）、同じ臓器に複数回できたり（「多発がん」といいます）することがしばしばみられるということです。

「重複がん」「多発がん」は、最初にできたがんである「原発がん」が転移してできるのとは違います。がんが転移するというのは、たとえば乳がんのがん細胞が血液の流れに乗って他の臓器に運ばれ、そこにがんができるものです。「重複がん」「多発がん」の場合は、それぞれが新しいがんです。

しかし、遺伝性がんは遺伝子に原因があってがんになりやすい状態なので、どの臓器の細胞でその遺伝子ががんを起こすか決まっているわけではありません。つまり、がんの「種火」が初めからほかの臓器にもあるため、どこから火事になるかわからない状態です。そのため、発見されたがん

■表 2-1　おもな遺伝性がんと原因となる遺伝子の変異

おもな腫瘍	原因となる遺伝子の変異	遺伝性腫瘍の病名	その他にできやすいがんの例
大腸がん	DNA修復関連遺伝子（*MSH2*･*MLH1*･*MSH6*･*PMS2*）	リンチ症候群（遺伝性非ポリポーシス大腸がん；HNPCC）	子宮体がん、卵巣がん、胃がん、小腸がん、腎盂（じんう）・尿管がんなど
	がん抑制遺伝子（*APC*）	家族性大腸ポリポーシス（家族性大腸腺腫症）	胃がん、十二指腸がん、デスモイド腫瘍など
乳がん、卵巣がん	がん抑制遺伝子（*BRCA1*,*BRCA2*）	遺伝性乳がん･卵巣がん症候群	前立腺がん、すい臓がんなど
骨軟部肉腫	がん抑制遺伝子（*TP53*）	リー・フラウメニ症候群	乳がん、急性白血病、脳腫瘍、副腎皮質腫瘍
皮膚がん	がん抑制遺伝子（p16）	遺伝性黒色腫	すい臓がん
泌尿器がん	がん抑制遺伝子（WT1）	ウィルムス腫瘍（腎芽腫）	
	がん遺伝子（MET）	遺伝性乳頭状腎細胞がん	
脳腫瘍	がん抑制遺伝子（VHL）	フォン・ヒッペルーリンドウ症候群	網膜血管腫、小脳･延髄･脊髄の血管芽細胞腫、腎･すい・肝・副腎等ののう胞・腫瘍
眼のがん	がん抑制遺伝子（RB1）	網膜芽細胞腫	骨肉腫、肉腫
内分泌系（ホルモンを作る臓器）の腫瘍	がん抑制遺伝子（*MEN1*）	多発性内分泌腫瘍症（MEN）１型	下垂体・副甲状腺腫瘍など
	がん遺伝子（*RET*）	多発性内分泌腫瘍症（MEN）２型	甲状腺髄様がん、褐色細胞腫

日本臨床腫瘍学会編集「新臨床腫瘍学改訂第３版（2012 年 12 月）」（南江堂）を元に作成

が遺伝性の可能性があるときは、たとえば乳がんでも、乳がんの治療や経過観察だけでなく、他の臓器の検査もしたほうがよいということになります。

遺伝性がんか、遺伝性でないがんかの確定診断には、遺伝学的検査（生殖細胞系列遺伝子検査）を行います。がん細胞を採取し、がん細胞の遺伝子を調べる体細胞遺伝子検査とは違い、生まれつきもっている遺伝子の変異を調べるものです（154頁）。

遺伝性がんは、さまざまな部位で発症するがんがあることは**表2－1**からもおわかりいただけると思います。ここでは、遺伝性乳がん・卵巣がん症候群（HBOC）、家族性大腸腺腫症（家族性大腸ポリポーシス）、リンチ症候群の3つについて、説明したいと思います。

●遺伝性乳がん・卵巣がん症候群（HBOC）

遺伝性乳がん・卵巣がん症候群の概要

乳がんの患者数は、日本では急激に増加しており、1999年には女性のがんの中で胃がんを抜いて大腸がんに次ぐ第2位になりました。２０１３年の女性のがん死亡数では、乳がんは大腸、肺、胃、すい臓に次いで第5位です。

遺伝性乳がんは、乳がん全体の5～10％を占めるとみられています。そのおもな原因は、17番染色体にあるＢＲＣＡ1、13番染色体にあるＢＲＣＡ2という2種類の遺伝子のどちらかに、生まれつきの変異があるということです。ＢＲＣＡは「breast cancer susceptibility」（乳がん易罹患性）の略で、「ビーアールシーエー」とか、「ブラッカ」と呼んでいます。「ＢＲＣＡ1／ＢＲＣＡ2」と書くと、2つの遺伝子の両方、またはどちらかという意味です。どちらの遺伝子も、細胞ががん化しないようなはたらきをしていますが、これらの遺伝子の機能が損なわれるような変化（遺伝子変異）があると、乳がんを発症しやすくなります。ＢＲＣＡ1やＢＲＣＡ2の変異をもつ人は、卵巣がんを発症することもあります。

日本人でＢＲＣＡの変異をもつ人が70歳までに乳がんになる可能性は、ＢＲＣＡ1変異をもつ人で57％、ＢＲＣＡ2変異をもつ人で40％となっています。また、ＢＲＣＡ1変異をもつ人の40％、ＢＲＣＡ2変異をもつ人の18％が、70歳までに卵巣がんになる可能性があります。

男性がＢＲＣＡ1もしくはＢＲＣＡ2遺伝子の変異をもつ場合は、卵巣がんのリスクはありませんが、前立腺がんになるリスクが一般の2〜6倍、乳がんのリスクも6％程度あるといわれています。もちろん、ＢＲＣＡ1やＢＲＣＡ2の遺伝子に変異をもっていても、生涯、乳がんや卵巣がん、男性の前立腺がんを発症しない人もいます。

このように、遺伝性乳がんと遺伝性卵巣がんは原因が重なっていることから、「遺伝性乳がん・卵巣がん」といういい方が一般的です。また、ＢＲＣＡ1やＢＲＣＡ2遺伝子の変異を生まれつきもっているために発症する病気、という意味で、男性の前立腺がんも含めて、医学的には「遺伝性乳がん・卵巣がん症候群」(hereditary breast and ovarian cancer. ＨＢＯＣ)という言葉が使われています。

「ＢＲＣＡ1／ＢＲＣＡ2」の変異は、常染色体優性遺伝という遺伝のしかたをするため、親から子に、男女関係なく50％の確率で遺伝します。

ある報告では※、日本人を対象とする多施設共同研究で、本人が乳がんにかかっていて、本人を含む第2度近親者（父母、きょうだい、おじ、おば、おい、めい、祖父、祖母、孫まで）に①40歳未満で乳がんになった人がいる、②両方の乳房にがんができた人や卵巣がんになった人がいるという場合、ＢＲＣＡ1やＢＲＣＡ2遺伝子変異がある人は38〜46％でした（**表2－2**）。

乳がんにかかっていて、それが遺伝性の乳がんかどうかを知りたい、あるいは自分が遺伝性乳がんになる可能性が高いかどうかを知りたいという人は、生まれつきＢＲＣＡ１やＢＲＣＡ２遺伝子変異をもっているかどうかを調べる遺伝学的検査を考慮する必要があります。しかし、遺伝性乳がんの原因となる遺伝子の変異は、この２つだけとは限りません。「ＴＰ53」「ＰＡＬＢ２」「ＰＴＥＮ」などの変異も乳がんのリスクを高めます。ですから、この検査を受けることで何がわかるのか、何がわからないのか、家族への影響はどうかなど、よく知ってから受ける必要があります。

　家族に乳がんや卵巣がんの人がいたかどうかなど、家族歴を調べたくても、女性の血縁者が少なくてわかりにくい場合もあり、家族歴がはっきりしないこともあります。また孤発《こはつ》例《れい》だからといって遺伝性ではないと限りません。遺伝的リスクの正確な評価については、まず、遺伝相談を受けることをおすすめします。遺伝相談については、第３章で詳しく説明

■ 表 2-2　乳がん発症者の家族歴と*BRCA1*／*BRCA2*遺伝子変異の関係

	家族歴の特徴		*BRCA1/2* 遺伝子の変異陽性率
家族歴	第２度近親以内に40歳未満の乳がん	あり なし	12／26名（46.1%） 22／96名（22.9%）
	第２度近親以内といとこに40歳未満の乳がん	あり なし	14／29名（48.2%） 20／93名（21.5%）
	第２度近親以内に両側性乳がんあるいは卵巣がん	あり なし	23／60名（38.3%） 11／62名（17.7%）

Sugano K. et al. Cross-sectional analysis of germline BRCA1 and BRCA2 mutations in Japanese patients suspected of hereditary breast/ovarian carcinoma. Cancer Sci 99:1967-1976, 2008.

しているので、そちらを参照ください。

※Sugano K. et al. Cross-sectional analysis of germline BRCA1 and BRCA2 mutations in Japanese patients suspected of hereditary breast/ovarian carcinoma. Cancer Sci 99:1967-1976, 2008.

遺伝性乳がん・卵巣がん症候群の診断

遺伝性乳がん・卵巣がん症候群かどうかの診断を確定するには、遺伝学的検査が必要になります。以下のような特徴があてはまる人は、遺伝性乳がん・卵巣がん症候群の可能性が高いということになり、検査の対象になります。

・若年で乳がんを発症する
・トリプルネガティブ（エストロゲン受容体、プロゲステロン受容体をもっていなくて、HER2発現がないタイプ）の乳がんを発症する（70頁）
・両方の乳房にがんを発症する
・片方の乳房に複数回乳がんを発症する
・乳がんと卵巣がん（卵管がん、腹膜がんを含む）の両方を発症する
・男性で乳がんを発症する

・家系内にすい臓がんや前立腺がんになった人がいる
・家系内に乳がんや卵巣がんになった人がいる

遺伝性でない乳がん・卵巣がんの治療

遺伝性乳がん・卵巣がんの治療を理解するには、遺伝性でない乳がん・卵巣がんの治療をまず知る必要があります。

乳がん・卵巣がんの治療は、他のがんと同じように、さまざまな要素を考慮して決められます。進行度（がんの大きさ、リンパ節や他臓器への転移の有無、がんの広がり）、がん細胞の性質（悪性度、ホルモン受容体やＨＥＲ２などの状況、増殖指標）、患者さんの全身のからだの状態（閉経の状況、臓器機能が良好に保持されているかどうかなど）、患者さんの年齢や希望（出産希望の有無など）などです。

乳がん、卵巣がんの診療ガイドラインでは、初期治療、再発・転移後にどんな治療法があるのかが示されています。

遺伝性乳がん・卵巣がんも、治療法の基本は変わりません。しかし、遺伝性がんに効果のある薬物や手術による再発防止などがあるため、診療ガイドラインは別になっています。

遺伝性でない乳がん、卵巣がんの治療法については、章末（94頁～）でまとめて説明していますので、そちらをご覧ください。

遺伝性乳がん・卵巣がん症候群への対策

全米25の主要がんセンターのNPO（同盟）団体、NCCN（National Comprehensive Cancer Network）は、遺伝的にがんのリスクが高いと考えられる人には、別の対策が必要であるとして、[※1]その対策をまとめています。検診や薬剤に関する対策の違い、リスク低減切除術などが含まれています。

【女性の場合】

計画的なサーベイランス（経過観察のこと）

・BRCA変異をもつ人で乳がん治療を受けている人は、残存乳腺検査として、マンモグラフィと乳房MRI検査を年に1度継続的に行う。

化学予防

・ＢＲＣＡ変異をもつ人の乳がん発症リスクを下げるためのタモキシフェン[※2]内服の臨床データは不十分で、臨床研究結果は必ずしも一致していない。

リスク低減卵管卵巣摘出術（ＲＲＳＯ）

・ＢＲＣＡ変異のある人は、30〜50歳で出産の予定がなくなり次第施行することが推奨される。

リスク低減乳房切除術（ＲＲＭ）

・リスク低減両側乳房切除術は乳がん発症リスクを９割以上下げる。しかし、ＲＲＭが生命予後[※3]を改善するという効果は示されていない。ただし、乳がんに罹患したＢＲＣＡ変異保持者が、対側（もう一方の乳房）リスク低減乳房切除術を受けた場合に、死亡率が有意に低いという報告はある。手術で得られるリスク低減効果、手術のリスク、および利益等について、早期のカウンセリングを行うことが推奨される。

※１：『ＮＣＣＮ腫瘍臨床ガイドライン　乳癌および卵巣癌における遺伝学的　家族性リスク評価　２０１８年第一版―２０１７年10月３日』
※２：タモキシフェンはホルモン療法に使用される、内分泌療法薬という種類の薬
※３：病気になったり、手術をした経過において、生命が維持できるかどうかについての予測

遺伝性乳がんへのアンジェリーナ・ジョリーさんの対処

２０１３年5月、ハリウッドを代表する人気女優アンジェリーナ・ジョリー（以下アンジー）さんが、将来の乳がんの発症リスクを低減させる目的で両乳房を切除したことを発表し、日本でも話題となったことは第1章でもふれました。

２年後の２０１５年３月、今度は卵巣がんの予防のため、すべての卵巣と卵管の摘出手術を受けたことを明らかにしました。アンジーさんの母は50歳代で卵巣がんにより亡くなり、祖母と叔母は乳がんと卵巣がんで亡くなっています。

彼女は米国の日刊紙『ニューヨーク・タイムズ』に寄稿し、経緯を説明しました。乳房の手術を決めた際に、医師から「乳がんになる確率が87％、卵巣がんの確率が50％」と告げられていましたが、卵巣がん検診のフォローアップ中に、血液検査で異常を認め、リスク低減卵巣卵管切除術を決断しました。そして、「助言を求め、自分に合う選択をしてほしい。知識こそ力です」と、女性たちにメッセージを送っています。

厳密には、予防的乳房切除は臨床試験を経ていないため、エビデンスとしては高いレベルではないことを明記しておきます。

大切なことは、悩んでいる人たちが、それらを正しく理解したうえで、各個人に合った自己決定をするというプロセスを専門医として支援することだと考えています。

遺伝子検査の中でも、その人の生まれもった遺伝子を調べる検査を遺伝学的検査（専門的には生殖細胞系列遺伝子検査）といいます。その人に合った病気の予防や治療につなげる目的で行われており、がん以外にも遺伝子変異が発症に関与する病気で行われています。

日本における遺伝性乳がん・卵巣がんの検査

このニュースを機に、日本でも多くの女性が乳がんの遺伝学的検査に興味をもつようになったと思います。遺伝学的検査は、医療機関の遺伝カウンセリングで家族歴を聴取した結果、遺伝性乳がん・卵巣がん症候群（HBOC）の可能性があると判断された人が対象となります。

しかし、現在では核家族化で家系の聴取が困難な事例が増加していることから、若年発症では、たとえ孤発例であっても遺伝性を否定することができません。

いままでは、遺伝性乳がん・卵巣がん症候群が疑われる場合、発症に関与しているとされるBRCA1とBRCA2の遺伝子の病的な変異の有無だけを検査することが一般的でした。米国人の場合、400人に1人の割合でBRCA1とBRCA2遺伝子の病的遺伝子変異をもつとされています。

しかし、近年、それらと他の遺伝子変異を合併している場合や、BRCA1とBRCA2遺伝子に異常がなくても、遺伝性乳がんに関係すると報告されるその他の遺伝子変異が多数あることがわかってきました。そこで、これらを多重遺伝子パネルと呼ばれるセット検査にして一度に検査してしまう、という方法が開発されています。

遺伝学的検査には、がんになった本人が受ける「発端者検査」と、その結果が陽性だった場合に、その血縁者が同じ遺伝子変異があるかどうかを調べる「発症前検査」の2つがあります。

通常は、がんになった本人が発端者検査を受けていないのに、血縁者の発症前検査を新規から受けるということはしていません。しかし、近年、核家族化の影響もあり、こうしたデリケートな問題を血縁者に言い出せないため、がんになった本人に言わずに未発症の自分が罹患する可能性を知りたい、という要望が多くなってきました。こういう場合に、ご本人の要望を無視してよいのかどうか、検査を受けることのメリットとデメリット、検査を受ける時期が適正かなどを慎重に勘案し、要望に応えている医療機関もあります。

私のクリニックでもこうした方の要望を受け、遺伝相談を受けていただくこともあります。

遺伝子の変異があれば必ずがんになるという誤解

母親に遺伝子の病的な変異が見つかったから、娘の自分にも同じ遺伝子変異がある、おば2人が乳がんと卵巣がんだったけど、60～70歳を超えていたから大丈夫、などなど、遺伝性がんに関して正しくない認識をもっていることが往々にしてみられます。

しかし、遺伝性がんは概念としては新しい部類に入るので、観察されている期間が短く、まだわからないことも多いのです。

遺伝学では、「表現促進現象」といって、遺伝的障害の徴候が次世代に伝えられるとき、低年齢で見られるようになる現象があります。しかし、遺伝性がんに関しては、上の世代の発症年齢よりずっと若い年齢で発症するということはないといわれてきました。ところが、近年、遺伝性乳がんでも表現促進現象があるという報告がされています。私自身も、上の世代の患者さんは70歳代で発症したのに、すぐ下の世代では30歳代で発症した家系の患者さんを経験しており、人類遺伝学会で報告したことがあります。

また、家族にはがんの人がいないからという人も、じつは核家族化で家系の病歴がわからないだけである場合や、親は遺伝子変異がなくても、「新生突然変異」といって、配偶子（精子や卵子）の形成途上で変異が起こることもあります。

私のクリニックでは、遺伝子検査をできる体制は整えておりますが、検査を推進しているわけではありません。利益不利益のどちらが大きいか、何を重視するかはその人により違いますし、どのように決めるかは各個人にまかされるべきだからです。

また、検査で難しいのは結果の解釈と説明です。

発端者のBRCA1とBRCA2遺伝子検査結果が正常だった場合、遺伝性乳がんに対する不安感を抱えて生活することから解放される、と説明されることもあるかもしれません。インターネットにもそう書かれていることが多いのですが、それは大きな誤解です。

まったく家族歴がないならともかく、家族歴で遺伝性乳がん・卵巣がん症候群（HBOC）の特徴を満たしている場合は、家系内のがんの根本的原因が明らかになっていないだけで、遺伝性ではないということにはならないからです。

予防的乳房切除・卵巣切除手術についての私の考え

日本では、遺伝性の乳がんについて現時点で健康な（未発症の）乳房を切除することについては、「遺伝性乳癌卵巣癌症候群（ＨＢＯＣ）診療の手引き（２０１７年度版）」において、「死亡率改善のデータはない」としながら「細心の注意のもと、行うことを考慮してもよい」とされています。

また、２０１８年5月16日に公表された日本乳癌学会の『乳癌診療ガイドライン２０１８年版』（金原出版）では、片方の乳房に乳がんが見つかったＢＲＣＡ１とＢＲＣＡ２変異陽性の患者さんでは、未発症の乳房の予防的切除をこれまでの「検討してもよい」から「強く推奨する」に変えました。さらに両側の乳房が未発症の場合も予防的切除を「検討してもよい」から「弱く推奨する」に変えました。

しかし、私は、予防的乳房切除・卵巣切除については、さまざまな観点からの考察が必要だと考えています。もちろん、当事者がどう考えるかがいちばん重要ですが、その判断が正しくなされるためにも、専門的な立場からの情報提供や説明が不可欠です。

先述のＮＣＣＮガイドライン最新版も、予防的乳房切除については「予防・再建・リスクという内容を含むカウンセリングをすべき」としていますし、卵巣切除は「典型的には35～40歳で挙児希望を終えていれば推奨されます。ＰＲＣＡ１の変異では、ＢＲＣＡ２の変異に比べ、卵巣がん発症年齢が8～10年早いからです。ＢＲＣＡ２の場合は40～45歳に推奨されます」としています。

要点をまとめると、①予防的乳房切除、卵巣切除は、現時点では高いレベルのエビデンスに基づかない行為であり、②現在ではまだ特殊な治療法と言わざるを得ないということです。そのことを十分に説明し、患者さんの同意を得るべきである、ということです。この考えは今も変わりません。もし、予防的乳房切除・卵巣切除手術を考えておられるなら、ここに書いたことは必ず理解していただく必要があると思います。

遺伝性乳がんとかかわりの深いトリプルネガティブ乳がん

サブタイプ分類とは？

乳がんは、がんができた部位や大きさなど、がん病変によって、治療法も違ってきます。乳がんの治療では手術療法、放射線療法、薬物療法のどれか、あるいは手術と放射線など、異なる治療法を組み合わせて行いますが、最近は薬物療法を行うとき、がん細胞の遺伝子を検査することがあります。それは、がん細胞の性質により、どの薬がその人の治療に効果があるかを予測できるようになってきたからです。

そのための乳がんの分類法のことを「サブタイプ分類」（**表2－3**）といいます。

遺伝子検査は、費用がかかり、実用化がむずかしいことから、これまでは、がん細胞を採取する生検や、手術で採取されたがん細胞を免疫染色で調

■ 表 2-3　サブタイプ分類

サブタイプ分類	ホルモン受容体		HER2	Ki67値
	ER	PgR		
ルミナル A 型	陽　性	陽　性	陰　性	低
ルミナル B 型（HER2 陰性）	陽　性 または 陰　性	弱陽性 または 陰　性	陰　性	高
ルミナル B 型（HER2 陽性）	陽　性	陽　性 または 陰　性	陽　性	低～高
HER2 型	陰　性	陰　性	陽　性	
トリプルネガティブ	陰　性	陰　性	陰　性	

国立がん研究センター がん情報サービス発行『各種がん 144 がんの冊子 乳がん』より

べることで、遺伝子解析の分類に当てはめていました。調べるのは、がん細胞の増殖にかかわるたんぱく質で、ホルモン受容体（エストロゲン受容体［ER］とプロゲストロン受容体［PgR］）、HER2、Ki67です。保険適用により、今後は変わる可能性があります。

トリプルネガティブ乳がんとは？

サブタイプ分類の1つに、トリプルネガティブ乳がんがあります。トリプルというのは3倍とか3重という意味ですが、このがんは以下に説明する3つのたんぱく質ががん細胞に含まれていないことから、「トリプルネガティブ」と呼ばれます。

・ホルモン受容体（エストロゲン受容体：ER、プロゲステロン受容体：PgR）というたんぱく質があると、そこに女性ホルモン（エストロゲン＝卵胞ホルモン、プロゲステロン＝黄体ホルモン）が結合し、がん細胞が増殖します。

・HER2（ヒト上皮細胞増殖因子受容体2型、「ハーツー」と読む）というたんぱく質は、正常な細胞にもわずかに存在し、細胞の増殖調節機能をはたしていますが、このたんぱく質が活性化したり、たくさんあると、細胞の増殖をコントロールできなくなり、がん細胞が増殖します。

このトリプルネガティブ乳がんは、なぜか遺伝性乳がんとかかわりが深いのです。

なお、Ki67は細胞周期関連核たんぱく質と呼ばれていて、このたんぱく質が多ければ多いほど、がん細胞が増殖し、悪性度を増すと考えられています。検査の状況（染色の条件、スコアリングの方法）によって陽性率が大きく変わることから、現在は薬との関係が十分解明できていません。

遺伝性乳がんの原因遺伝子の1つ、ＢＲＣＡ1の遺伝子変異をもっている人に発症する乳がんの中に、80～90％の確率でトリプルネガティブタイプの乳がんがあるといわれています。とはいっても、ＢＲＣＡ1の変異がトリプルネガティブ乳がんの原因ということではありません。したがって、トリプルネガティブ乳がんは遺伝性乳がんではないのですが、ＢＲＣＡ1の遺伝子と何らかの関係があると推測されます。

やっかいなことに、トリプルネガティブがんでは、乳がん治療のうちホルモン療法や、ＨＥＲ2を攻撃する新しいタイプの分子標的治療薬である「トラスツズマブ」は効果がありません。そのため治療法が通常の抗がん剤治療に限られています。

しかし、後述するように、最近、「がん化学療法歴のあるＢＲＣＡ遺伝子変異陽性かつＨＥＲ2陰性の手術不能または再発乳がん」の治療薬として分子標的治療薬のＰＡＲＰ阻害薬が発売されています。そのため、トリプルネガティブ乳がんでＢＲＣＡ遺伝子変異がある場合は、この薬の使用が可能になりました。詳しくは77頁を参照ください。

抗がん剤・分子標的治療薬とは？

抗がん剤で完治が期待できるのは、急性白血病、悪性リンパ腫、精巣（睾丸）腫瘍、絨毛《じゅうもう》がんなどです。しかしこれは、抗がん剤単独で完治が期待できるがん種であるという意味で、それらにかかった人たちが１００％完治が見込めるというわけではありません。

他のがんでは抗がん剤の目的は「延命」「症状が和らぐ」、それにも当てはまらない場合は「効果はあまり期待できない」ということです。要するに、完治が期待できる以外のがん種では、「完治は望めない」ことを理解して行うことになります。この、抗がん剤に関する当たり前の常識を、はっきりと話してくれる医師は、残念ながら少ないのではないかと思います。

抗がん剤は大きくわけると「細胞障害性抗がん剤」と「分子標的治療薬」（分子標的薬ともいう）

があります。「細胞障害性抗がん剤」というのは、がん細胞の毒性をたたくもの、細胞の増殖を抑えるものですが、どうしても、その周りの正常な細胞にまで作用してしまうため、強い副作用が出ることは避けられませんでした。

これに対して、分子標的治療薬は、がん細胞がもっている特徴的な遺伝子やたんぱく質の変化をターゲットにして、ピンポイントでねらい撃ちする薬です。そのため、大きな副作用はないと考えられてきました。しかし、必ずしもそうではなく、特殊な副作用があるため、専門医の処方を受けるのがよいでしょう。

女性のがんで使われるおもな分子標的治療薬

・抗ＨＥＲ２《ハーツー》薬

乳がんで最初に使われるようになった分子標的治療薬です。ＨＥＲ２たんぱくは、正常な細胞の表面にもあり、増殖調節に関係していますが、過剰にはたらいたり増えたりする（過剰発現という）と、細胞増殖のコントロールができなくなります。このような乳がんを「ＨＥＲ２たんぱくの過剰発現がある乳がん」といいます。そして、このタイプの乳がんでは、ＨＥＲ２たんぱくを作るように指令を出す「ＨＥＲ２遺伝子」も増えています。

トラスツズマブ（商品名ハーセプチン）やペルツズマブ（商品名パージェタ）などは、ＨＥＲ２たんぱくのはたらきをブロックすることにより、がん細胞の増殖を抑える薬です。トラスツズマブに抗がん剤のエムタンシンを結合したトラスツズマブ エムタンシン（商品名カドサイラ）という薬も開発されています。ラパチニブトシル酸塩水和物（商品名タイケルブ）は、ＨＥＲ２たんぱくのはたらきを抑え、細胞の内部に入って増殖を阻止するチロシンキナーゼ阻害薬というタイプの薬です。

ＨＥＲ２たんぱくの過剰発現やＨＥＲ２遺伝子の増幅がある浸潤《しんじゅん》がん（周囲に広がっているがん）は、転移・再発の危険性が高いと考えられており、抗ＨＥＲ２薬は、術前・術後、再発・転移の治療に使われています。トラスツズマブ エムタンシン、ラパチニブトシル酸塩水和物は再発・転移の場合にのみ使用が認められています。

トラスツズマブは、それまでの抗がん剤であらわれる副作用が大きく減る、と当初は期待されましたが、心不全や肺障害などの副作用があらわれる場合があることがわかってきたため、慎重に使う必要があります。また、他の抗がん剤と共に使われることが多いため、実際には副作用の軽減はむずかしいと思われます。

・ＣＤＫ４／６阻害薬

ホルモン受容体陽性（ＨＲ（＋））、ＨＥＲ２陰性（ＨＥＲ２（－））の人が対象です。

ヒトの細胞は遺伝子がコピーされる時期と、細胞分裂により増殖する時期が交互にくる周期をもっています。この周期は、サイクリン（たんぱく質の１種）とサイクリン依存性キナーゼ（酵素複合体：ＣＤＫ）により、アクセルとブレーキの調節が行われています。ＣＤＫ４および６はこのような細胞周期の調節に主要な役割を果たしており、細胞増殖を引き起こします。

ＣＤＫ４／６阻害薬と呼ばれているパルボシクリブ（商品名イブランス）は、ＣＤＫ４および６を選択的に阻害して、細胞周期の進行を停止させることにより、がんの増殖を抑制すると考えられています。手術不能または再発乳がんで、内分泌療法薬（抗エストロゲン薬であるフルベストラントなど）との併用で、使用が承認されています。

副作用として、好中球減少、倦怠感などがあります。感染症のリスクも高くなります。

・ポリメラーゼ（ＰＡＲＰ）阻害薬

がん化学療法歴のあるＢＲＣＡ遺伝子変異陽性かつＨＥＲ２陰性の手術不能または再発乳がんの患者さんに対して、日本で２０１８年５月に製造販売承認された新しい分子標的治療薬として、

ＰＡＲＰ阻害薬オラパリブ（商品名リムパーザ）があります。

ＢＲＣＡ1やＢＲＣＡ2遺伝子には、鎖状になっているＤＮＡの2本とも傷ついたときに互いに修復するはたらき（相同組み換え修復）があると考えられています。ＰＡＲＰ阻害薬は、ＢＲＣＡ1やＢＲＣＡ2遺伝子に異常があり、ＤＮＡの相同組み換え修復機能がはたらかないがん細胞に特異的にはたらき、細胞死を誘導する作用をもちます。

おもな副作用は、悪心《おしん》、貧血、疲労、嘔吐、無力症、味覚異常で、重篤になると間質性肺疾患、骨髄抑制（好中球減少、白血球減少、血小板減少など）を発症することもあります。

家族性大腸腺腫症（家族性大腸ポリポーシス：ＦＡＰ）

大腸がん全体のうち約25％が「家族性大腸がん」であり、若くしてがんになった人がいる、家系内に何回もがんになった人がいる、家系内に特定のがんの人が複数いるという特徴のどれかに当てはまります。しかし、その人たちがみな、遺伝性大腸がんというわけではなく、がんの遺伝子をもつ人は、大腸がんの人のうち、5％以下と推定されます。

遺伝性大腸がんの1つに、大腸にポリープ（腺腫）がたくさんできる、家族性大腸腺腫症（familial adeonomatous polyposis：ＦＡＰ）があります。

家族性大腸腺腫症は、第5番染色体上のＡＰＣという遺伝子の変異が原因で、この遺伝子の変異は親から子へ、50％の確率で遺伝します（常染色体優性遺伝）。

家族性大腸腺腫症では、だいたい１００個以上のポリープができるのですが、密生型の場合は５０００個以上のポリープができます。ポリープが１００個以下のものは、軽症型のＦＡＰ（attenuated FAP）ということで、ＡＦＡＰと呼ばれています。

将来がんになる性質をもっているポリープということから、良性のポリープと区別して「腺腫」と呼ばれており、腺腫の数が多ければ多いほど、大腸がんになるリスクも高くなり、放置するとほぼ１００％に大腸がんが発生します。

この病気になる人は、全人口のうち、欧米では1万人から2万人に１人、日本では約１万７０００人に１人と推定されています。全大腸がん患者のうち、ＦＡＰ患者は１％未満と推定されています（日本の「大腸癌研究会」の多施設共同研究による）。

家族性大腸腺腫症（FAP）の診断と治療

家族性大腸腺腫症の診断には、臨床的診断と遺伝子診断があります。

【臨床的診断】

次の（1）または（2）に合致する場合はFAPと診断する。

（1）大腸にほぼ100個以上の腺腫を有する。家族歴の有無は問わない。

（2）腺腫の数は100個に達しないがFAPの家族歴を有する。

【遺伝子診断】

遺伝学的検査（生殖細胞系列遺伝子検査）で、APC遺伝子の変異を有する場合はFAPと診断する。

腺腫は放置するとほぼ100%がんになることから、確実な治療法としては、大腸がんになる前に、大腸切除（予防的大腸切除）が行われています。FAPの患者さん（あるいは両親のどちらかがFAPと診断されている人）は10～12歳から大腸がん検診が、軽症型であるAFAPの場合には18～20歳からの大腸がん検診がすすめられています。FAPと診断されたら、一般的に20歳代で手術を受けることが推奨されます。

リンチ症候群

遺伝性大腸がんのもう1つの病気が、リンチ症候群（遺伝性非ポリポーシス大腸がん・hereditary non-polyposis colorectal cancer. HNPPC）です。発見者のリンチ博士の名から、病名がつけられました。

リンチ症候群は、見た目は遺伝性でない大腸がんと変わりません。ただ、家系内に発症が認められ、かつ若年発症することや、同時または時間差で、大腸に複数のがんができたり、多臓器でがんを発症したりするという特徴があります。

リンチ症候群は、DNA修復関連遺伝子に生まれつき変異があることが原因で発症します。傷ついたDNAを修復するときに、塩基の組み合わせを間違えてペアリングしてしまったり、余分な塩基を入れてしまったり、逆に欠落させてしまったりする修復ミスを直すDNA修復関連遺伝子があります。そのうち、第3番染色体上のMLH1遺伝子、第2番染色体上のMSH2およびMSH6遺伝子、第7番染色体上のPMS2遺伝子の4つのいずれか1つに変異があるとリンチ症候群と診断されます。

リンチ症候群の人は、ＦＡＰと同じく「常染色体優性遺伝」により50％の確率で、すべての細胞でＤＮＡ修復関連遺伝子の病的変異が遺伝しています。

今後さらに別の原因遺伝子やメカニズムが判明する可能性があります。

リンチ症候群は全大腸がんの２～３％を占めると推定されていますが、日本の全人口における頻度はわかっていません。

リンチ症候群の診断と治療

リンチ症候群では、大腸がんだけでなく、子宮体がん、卵巣がん、小腸がん、胃がん、腎盂《じんう》・尿管がん、脳および皮膚がんなどのリスクが上昇するのが特徴です（**図2－1**）。次に示すいくつかの条件がそろっている場合にリンチ症候群が疑われます。

・50歳未満で診断された大腸がん

・第１度近親者（親やきょうだい、子ども）の１人以上にリンチ症候群を発症し、そのうちの１人は50歳未満で発症している大腸がん

・第１度あるいは第２度近親者（祖父母、おじ、おば、おい、めい、孫まで）に年齢に関係なくリ

ンチ症候群関連腫瘍にかかった人が２人以上いる大腸がん

さらに腫瘍組織のマイクロサテライト不安定性検査やＤＮＡ修復関連遺伝子の変異を調べる遺伝学的検査を経て診断が行われます。

リンチ症候群では、大腸がんや子宮体がんを若い年齢で発症する可能性が高いため、早い時期から１～２年に１回程度、大腸内視鏡検査や婦人科の検査を開始することが大切です。同様に、胃がんや尿路系のがんの検診も行います。

大腸がんや子宮体がんを発症した場合の治療は、一般的な大腸がんや子宮体がんの場合と同じです。がんのステージと転移の有無、転移の部位などに応じて、それぞれ、手術療法、化学療法、放射線療法が行われます。

また、一度がんを発症して治療した後も定期検診を行い、新たに発症するかもしれないがんの早期発見に努める必要があります。

■ 図 2-1 リンチ症候群が発症する部位

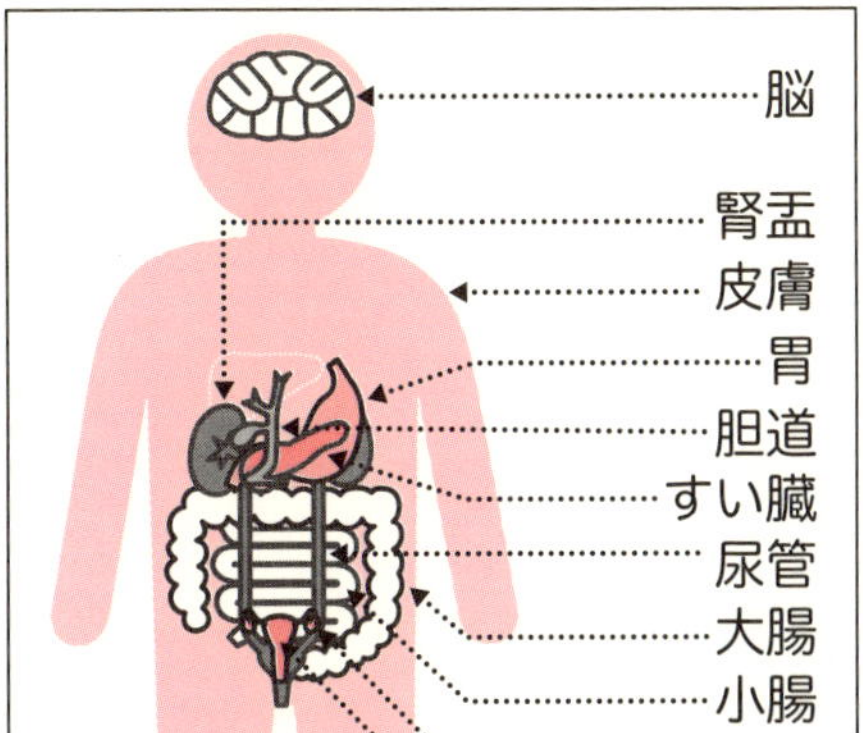

遺伝子にまつわる諸問題

遺伝子の治療は可能か？

遺伝子の異常によって起こる病気があるということがわかってから、医者や科学者は、遺伝子を正常にすることによって病気は治せるのではないかと考え、１９９０年代から欧米では遺伝子治療の取り組みが始まりました。しかしがんが発症するなどの問題が起こり、現在まで、遺伝子の治療は成功していません。

にもかかわらず、日本でも、「遺伝子治療ができる」と宣伝して高額な医療費を請求する詐欺まがいのクリニックがあり、たびたび、裁判などのトラブルが起こっています。

遺伝子そのものを治す治療法は、現在は、あくまで研究中です。どうぞ、だまされないようにしてください。

遺伝子技術の活用（ES細胞、iPS細胞、バイオ医薬品）

遺伝子を治療するのがむずかしいのなら、細胞そのものを送りこんで病気を治せないだろうか、ということから考えられたのが、幹《かん》細胞による再生医療という方法です。

ヒトのからだには、それぞれの臓器を構成する細胞があり、これらの細胞が心臓を動かしたり、脳をはたらかせたり、新しい皮膚をつくるといったはたらきをしています。その中で「幹細胞」という細胞は、自己を複製する能力をもつと同時に、刺激を受けることによって他の細胞にも変わる能力をもっています。

そこで、骨髄の中で細胞分裂を繰り返し、赤血球や白血球、血小板に成長する「造血幹細胞」を移植して、血液や免疫の病気を治そう、というのが造血幹細胞移植で、2002年に成功しています。健康な人から病気の人に移植したり、放射線治療などにより免疫力が低下するとわかっているときに、事前に自分の造血幹細胞を採っておき、あとで自分の骨髄に移植する自家移植という方法などがあります。

幹細胞をうまく増殖させて、病気の臓器を再生するという考え方は幹細胞移植よりも前からあり、受精卵が数回分裂した段階の「胚《はい》」から取り出したES細胞（胚性幹細胞）が1998年にはすでにつくられていました。しかし、ES細胞はヒトの始まりである胚からつくるということで、生命倫理の点からの批判があり、研究はなかなか進みませんでした。

そんな中で、2007年に登場したのが、京都大学の山中伸弥教授によりつくられた「iPS細胞」（人工多能性幹細胞）です。ヒトの皮膚や血液などの体細胞に4つの遺伝子を組み込んで、多能性をもつ幹細胞にすることで、いろいろな臓器の細胞として活用できるという発見は、生物学の常識を覆すものでした。しかも、この方法は、患者さん自身の細胞を取り出し、iPS細胞にして戻すので、拒絶反応の心配がありません。今後、iPS細胞を使ってどのような病気が治療できるのか、大きく期待されていますが、そのポイントになるのは、遺伝子の研究です。当初の4つの遺伝子以外、最低1つの遺伝子でもiPS細胞をつくることができる、ウイルス以外の運び屋（ベクター）を使ったほうがうまくいく、といった研究が進んでいます。

同じ生活をしていても太りやすい人とやせる人がいる

現代人の健康を脅かす大きな問題として、肥満があります。同じような生活をしていても、肥満になる人とそうでない人がいるのは、遺伝子のしわざではないかということで、エネルギー代謝に関連する遺伝子を見つける研究が進み、現在までに50～100種類の肥満関連遺伝子があることが明らかにされてきました。

代表的なものが、β3アドレナリン受容体（β3AR）、脱共役たんぱく質1（UCP1）、β2アドレナリン受容体（β2AR）などの遺伝子です。これらの遺伝子には、塩基が1つだけ異なる2つのタイプがあり、そのどちらであるかによって、肥満になりやすいかどうかが変わってきます。

たとえば、β3アドレナリン受容体の遺伝子には、中性脂肪の分解を抑制し、基礎代謝量を低くするタイプがあります。この遺伝子は「肥満遺伝子」とも「倹約遺伝子」とも呼ばれ、大昔の、エネルギーを節約できる体質の者だけが生存できるような飢餓時代を経て変異したものと考えられています。私たちのからだの中でエネルギーを蓄えている脂肪細胞には2種類あり、白色脂肪細胞は体内に入った余分なエネルギーを中性脂肪として体内に蓄積するはたらきがあり、褐色脂肪細胞は熱を作り出して体温を維持したり、食事から取り入れた余分なエネルギーを燃やすはたらきをもっています。しかし、β3アドレナリン受容体の塩基配列が少し異なると、褐色脂肪細胞のはたらきが悪くなり、食事制限をしてもやせにくいからだになります。

日本人にはこの遺伝子をもつ人が世界で3番目に多く、3分の1の人がもっているといいます。そのため、少し食べ過ぎただけでも太る人が多いのです。

脱共役たんぱく質1の遺伝子でも、同じように倹約タイプの遺伝子の人は、褐色脂肪細胞のはたらきが低下しているために、基礎代謝量が低くなります。逆に、β2アドレナリン受容体の倹約タイプの遺伝子をもつ人は、基礎代謝量が多く太りにくい体質とされます。

こう書くと、太りやすいか太りにくいかは遺伝で決まっているのか、それならあきらめるしかない、と思われるかもしれません。確かに、まったく同じ生活をしていても、どちらかだけが太りやすいとしたら、その人はそうした遺伝子をたくさんもっているのかもしれません。実際、「私の肥満は遺伝だから」という人もよく見かけます。

でも、これは間違いです。たとえば肥満遺伝子のせいで褐色脂肪細胞のはたらきが低下しているといっても、褐色脂肪細胞は脂肪細胞全体の1％に過ぎません。毎日運動していれば、いくらでも脂肪の燃焼は可能です。そのような研究報告はたくさんあります。

肥満は食生活や運動、睡眠など、生活スタイルを変えることによっていくらでも予防できます。

コラム

遺伝子組み換え食品の現状

「遺伝子組み換え食品」はAという植物(あるいは細菌など)とBという植物の「いいとこ取り」をするために、Aの遺伝子を取り出し、Bという植物に組み込むというものです。

もともと、農業では、「交配」という形で、野菜や果物の品種改良が行われてきました。しかし、たとえば「冷害に強く、味のよいコメ」を作るには、冷害に強い品種とうまみの多い品種を、何代にもわたり交配させる必要があります。コメは通常、年に1回しか収穫できませんから、新しい品種を生み出すには何年、何十年とかかります。

これを一気に、遺伝子レベルで「改良」してしまおうというのが、遺伝子組み換え技術(遺伝子操作)です。

2018年春現在、日本では大豆、じゃがいも、なたね、とうもろこし、わた、てんさい(砂糖大根)などの植物と、α-アミラーゼ、リパーゼ、プルラナーゼ、リボフラビン、グルコアミラーゼ、α-グルコシルトランスフェラーゼ、キモシンなどの添加物の販売が認められています。植物は、特定の除草剤をかけても枯れないことや、害虫に強いことなどが遺伝子組み換えの主な目的になっています。

厚生労働省は遺伝子組み換え食品について安全だといっているのですが、消費者団体や生物学者の中にはそれを批判する声が後を絶ちません。遺伝子組み換え食品を長期間食べても大丈夫なのか、発がん性やアレルギーなど健康への被害や、農薬を大量に使い続ける農業による生態系の破壊、多国籍企業による食糧の独占、小規模農業の破壊など、さまざまな批判があります。

賛否両論ある中で、遺伝仕組み変え食品であるという食品表示があれば、消費者は自分の判断で、食品を選ぶことができるでしょう。ところが、日本の場合は、表示にも問題があり、気づかないうちに、遺伝子組み換え食品を食べることになり、現在では、日本は遺伝子組み変え食品を食べる量は、世界一といわれています。

食べたい人が食べるのはもちろん自由ですが、表示がないために選ぶ自由が実質的にない現状には疑問を感じざるをえません。

患者さんエピソード

◉積極的な治療を求めたBさん

私が以前担当した乳がんの患者さん、Bさん（当時42歳）のお話を紹介します。

Bさんは40歳で乳がんを発症し、手術で乳房と腋《えき》窩《か》傍《ぼう》胸《きょう》骨《こつ》リンパ節を切除し、1年後に再発して大学病院を受診。トリプルネガティブがんで抗がん剤治療を希望していました。

Bさんは再発後、不安が強かったので、精神科で中枢神経にはたらきかける薬をたくさん処方されており、ふらふらしていて、私と会った日の午前中に、自動販売機の前で倒れて顔にけがをしていたくらいです。

私は最初の診察で、Bさんに、次のことを伝えました。

①がんの再発なので、余命が限られた状況になる。

②積極的治療法としては抗がん剤になるが、抗がん剤の役割は、この場合、「治癒」を目指したものではなく、「生存期間の延長」を期待するという位置づけになる。

③抗がん剤は投与してみないと効くかどうかわからない。目的が生存期間の延長や症状の緩和である以上、効果と抗がん剤の副作用とのバランスをみながら、投与すべきかどうかを決定していく必要がある。

④まず精神科の薬を減らしましょう。

⑤抗がん剤を希望するなら、あなたには血管の新生を阻害するタイプの分子標的治療薬「ベバシズマブ」と、細胞障害性抗がん剤「パクリタキセル」を組み合わせたものを考えています。どうするかは今日決めなくていいです。ゆっくり決めましょう。

すると、Bさんは「わかりました。抗がん剤はやりたいんです」といいました。

その日から順番に精神科の薬を減らしていき、最終的には睡眠薬だけになりました。分子標的治療薬と抗がん剤が効いて、胸水もたまらなくなりました。それでも、不安でたまらないBさんは、私を手こずらせました。

そのうちBさんはだんだん前向きになり、職場復帰も果たし、楽しそうに通院してくるようになりました。

しばらくの間、穏やかな日々が続きましたが、再発から6カ月ほどたって、肝臓に転移していることがわかりました。胸水はたまらなくなったけど、違う臓器に転移してしまったので、抗がん剤の効果はなくなったと判定しなければなりません。

「トリプルネガティブがんだから抗がん剤は効きにくい。それに、抗がん剤の副作用で手足のしびれが出て、生活に支障が出てきている。この先、抗がん剤で余命が延びたと仮定しても、副作用に苦しみながら治療することが、本当に自分にとっていいことかどうかを冷静に考えてみて」

こう話した私に、Bさんは「先生、抗がん剤やってくれなかったらリストカットするから。死ぬから！　お願いだから抗がん剤をやって」といいました。

「抗がん剤をやってくれなかったら死ぬと私を脅した患者は、あなたが初めてです（笑）。そこまでいうなら、抗がん剤投与を考えましょう」

するとと、Bさんはいいました。

「先生、でも、なるだけ副作用の軽いのにして。しびれるのはもういやだ。じんじんしびれてたまらない」

こうして、私たちは次の薬を、内服の抗がん剤「カペシタビン」と決めました。

しばらくすると、Bさんの多発脳転移が明らかになり、いったん抗がん剤の内服はお休みにして、放射線治療をすることにしました。抗がん剤を休んで、体が楽になったことが、抗がん剤に依存していたBさんの気持ちを変えました。

脳転移の放射線治療のあと、Bさんは自分からこう言いました。

「先生、もう抗がん剤はやめようと思います」

離れて暮らしている家族はこの過程を見ていないため、「よかれ」と思って「免疫療法」などをすすめるのですが、Bさんもいらいらしたようです。でも、Bさんは、「今まで仲田先生と話をして決めてきたの。だからそういうのすすめないで。混乱するから。仲田先生と最期を過ごすことにしたの」ときっぱりいいました。

私だったら、こんなに強くなれるのだろうか？　いつも患者がどんどん強くなるのを見て、自分の弱さが身に染みました。

Bさんは、それからまもなく永眠しました。とても安らかな美しい顔のままで。

遺伝性でない乳がんの治療とは？

乳がんの治療には、手術（外科治療）、放射線治療、薬物療法として内分泌（ホルモン）療法と化学療法（分子標的治療を含む抗がん剤）などがあります（**図2−2**）。それぞれの治療法を単独で行う場合と、複数の治療法を組み合わせる場合があります。遺伝性の乳がんも基本的には同じ治療法ですが、一部に対応の違いがあります。

手術には大きくわけて乳房温存手術と乳房切除術があり、乳房切除後は希望により乳房再建手術を行うことが可能です。

乳房温存手術が可能なのは、病期が0〜Ⅲで、かつ、しこりの大きさが3㎝以下の場合です（**表2−4**）。乳房温存手術が可能と判断され、手術を行っても、手術中に切除した乳がんを顕微鏡で調べ、切除部分の端（断端《だんたん》）にがんがあれば、乳房にまだがんが残っていると判断して、さらに大きく切除するか、乳房切除術に切り替えることもあります。

■ 図 2-2 乳がんの治療プロセス

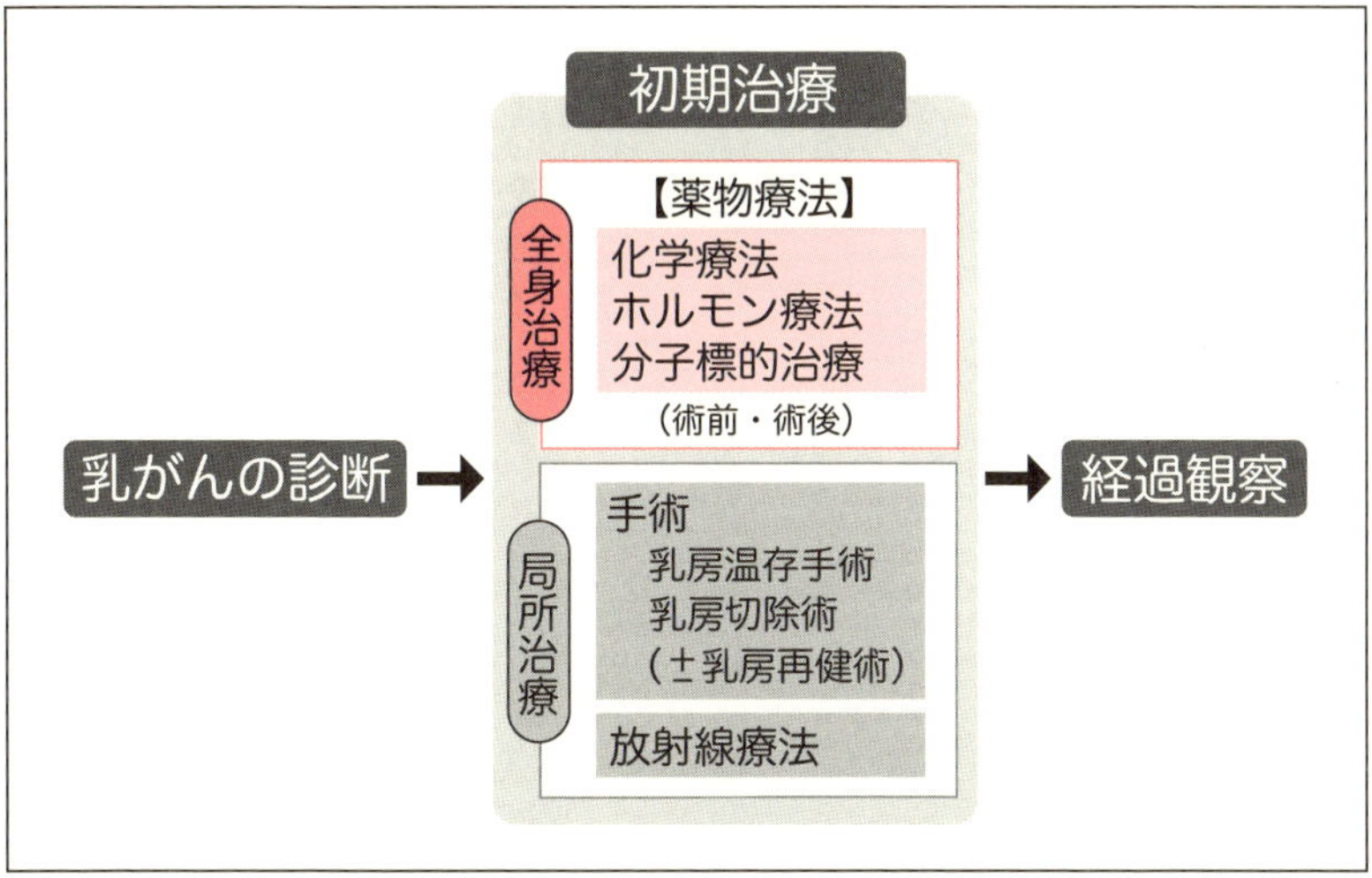

日本乳癌学会ホームページ「患者さんのための乳がん診療ガイドライン 2016 年版」を元に作成

■ 表 2-4 乳がんの病期（ステージ）分類

病 期		しこりの大きさや転移の状況
0期		非浸潤がん
I期		しこりの大きさが 2cm 以下でリンパ節転移なし
II期	A期	・しこりの大きさが 2 ～ 5cm 以下でリンパ節転移なし ・しこりの大きさが 2cm 以下で同側腋窩リンパ節レベル I 、II 転移あり
	B期	・しこりの大きさが 5cm を超えて、リンパ節転移なし ・しこりの大きさが 2 ～ 5cm 以下で、同側腋窩リンパ節レベル I 、II 転移あり
III期	A期	・しこりの大きさが 5cm を超えて、同側腋窩リンパ節レベル I 、II 転移あり ・しこりの大きさは問わず、同側腋窩リンパ節レベル I 、II が周囲組織に固定されている、または胸骨傍リンパ節のみに転移あり
	B期	しこりの大きさは問わず、しこりが胸壁に固定されていたり、皮膚に浮腫や潰瘍を形成しているもの（炎症性乳がんを含む）で、リンパ節転移なし、または同側腋窩リンパ節レベル I 、II 転移あり、または胸骨傍リンパ節のみに転移あり
	C期	しこりの大きさは問わず、同側腋窩リンパ節レベル III あるいは鎖骨上のリンパ節転移あり、または、胸骨傍リンパ節と同側腋窩リンパ節レベル I 、II 両方に転移あり
IV期		しこりの大きさやリンパ節転移の状況にかかわらず、他の臓器への転移あり

日本乳癌学会ホームページ「患者さんのための乳がん診療ガイドライン 2016 年版」を元に作成

乳房温存手術の方法はいくつかあり、しこりとその周りだけを小さくくり抜くのが「乳房円状部分切除術」、乳頭を中心に、がんのある部位を扇形に切除するのが「乳房扇状《せんじょう》部分切除術」です。後者の方が、がんを取り残す危険性は少なくなりますが、前者が見た目ではほとんどわからないほどの傷しか残らないのに比べ、ある程度は乳房の形が変わります。

乳房温存手術を行う前に、化学療法やホルモン療法によって、しこりを小さくする治療を行う、手術後は、放射線により、目に見えない小さながん細胞を抑える治療を行うという形で、ほかの治療法と組み合わせることが多くなっています。

化学療法などを行っても、しこりが３㎝以下にならない場合は、乳房温存は難しいと判断して、乳房切除術が行われます。ただ、３㎝はあくまで目安で総合的に判断されます。現在の乳房切除術は、乳房の周りにある大胸筋、小胸筋はできるだけ残す方法で行われています。昔は再発を少なくすることを目的に、大胸筋と小胸筋も切除していましたが、切除してもしなくても再発率に変化がないことから、そうした手術は行われなくなりました。

センチネルリンパ節生検と腋下《えきか》リンパ節の切除術

乳がんの診断では、脇の下（腋下）リンパ節への転移があるかどうかを必ず調べます。リンパ節への転移があれば、がん細胞がすでにリンパ液や血液に混じって全身に運ばれ、他の臓器に転移していると考えられるためです。

転移があるかどうかを調べ、リンパ節切除の範囲を決めるのが、センチネルリンパ節生検という検査です。この検査は通常、乳がん手術の最中に行うもので、胸の上端部分にあるセンチネルリンパ節の細胞を採ってがんの有無を調べます。乳がんの細胞が、乳管を出て最初にたどり着くのがセンチネルリンパ節なので、ここにがん細胞が転移していれば、リンパ節への転移があることを意味しているからです。

手術後は、切除した組織を検査して、がんの広がりや形態、性質などを調べ、再発の危険性を評価します。そこでまた、再発予防のための薬物療法（ホルモン療法、化学療法、分子標的治療のいずれか1つ、またはいくつかを組み合わせた治療）を行い、経過を見ていきます。乳房切除術後に、患者さん自身のおなかや背中などの筋肉や脂肪組織（自家組織）、またはシリコンバッグや生理食塩水バッグなどの人工物を用いて、新たに乳房を作ることを乳房再建といいます。乳頭を形成することもできます。乳房再建術は、乳房切除と同時に自家組織で行う場合は保険適用があります。1、

2年経ってからの再建術は自費になります。

再発・転移の場合

再発したがんが乳房内にとどまっているか、リンパ節や他の臓器に転移しているかにより、治療法が変わります。乳房温存手術を行った人で、乳房内にがんが再発した場合は、乳房切除術を行うことがあります。それ以外の場合は放射線療法や全身治療として薬物療法が行われます。薬物療法ではその人のがん細胞の性質に合わせた薬剤（抗がん剤や分子標的治療薬、ホルモン剤）が使われます。

また、患者さんが日常生活を送るうえで、困っている症状があれば、それを抑える治療を、痛みがあれば緩和療法を行います。

●卵巣がんの治療とは？

卵巣がんの診断と治療

卵巣がんは早期発見のむずかしいがんです。超音波画像検査や診察では、良性の卵巣腫瘍との区別がむずかしく、病理検査を行うことによって診断を確定します。治療法は、標準治療に基づいて、患者さんの全身の状態や年齢、将来的な妊娠の可能性を温存（妊孕性《にんようせい》温存）する希望があるかどうかなど、いろいろな観点から検討します。

卵巣がんでは、手術前の検査で悪性の可能性が疑われる場合には、手術中に病理検査を行います。その結果が悪性と判断されれば、切除可能な部分への再手術が行われることがあります。

卵巣・子宮摘出術は、両側の卵巣と卵管、子宮を摘出するものです（**図2－3**）。妊孕性を温存する場合の手術としては、腫瘍のある側の卵巣と卵管、

■ 図 2-3　卵巣の構造と周囲の臓器

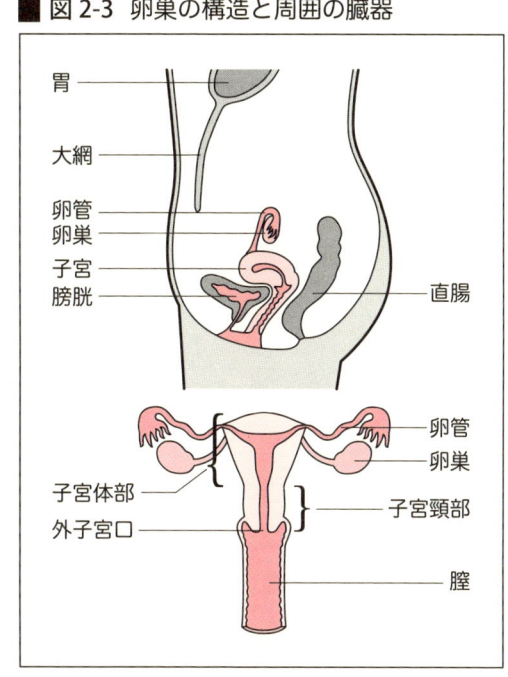

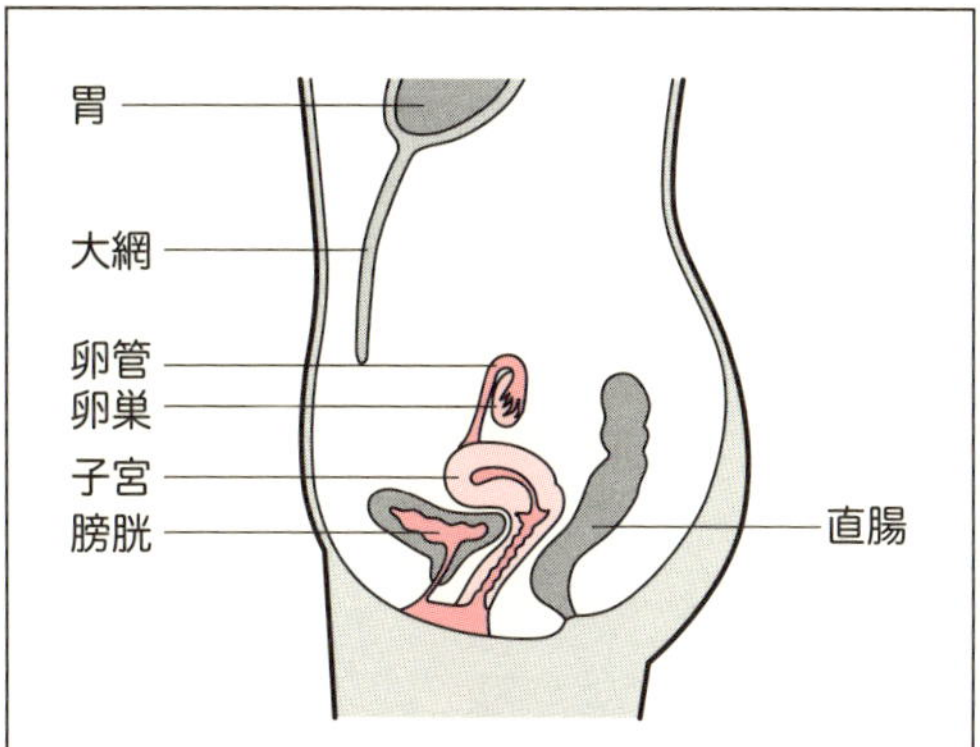

大網の切除、さらに腹水細胞診を行うことがすすめられています。

手術で完全には切除できない場合でも、できるだけ多くのがんを摘出します。転移が大腸、小腸にある場合には腸管を部分切除、横隔膜にある場合は横隔膜切除、脾臓にある場合は脾臓摘出を行うことがあります。

卵巣がんは早期で発見された場合でも再発率が高いため、多くの場合、術後に抗がん剤や分子標的治療薬による薬物療法を行います。**表2－5**は卵巣がんの手術進行期分類です。

■ 表 2-5　卵巣がんの手術進行期分類

病　期	しこりの大きさや転移の状況	
I 期	卵巣あるいは卵管内限局発育	
IA 期	腫瘍が片側の卵巣（※1 被膜破綻がない）あるいは卵管に限局し、被膜表面への浸潤が認められないもの。腹水または※2 洗浄液の細胞診にて悪性細胞の認められないもの	
IB 期	腫瘍が両側の卵巣（被膜破綻がない）あるいは卵管に限局し、被膜表面への浸潤が認められないもの。腹水または※2 洗浄液の細胞診にて悪性細胞の認められないもの	
IC 期	腫瘍が片側または両側の卵巣あるいは卵管に限局するが、以下のいずれかが認められるもの	
	IC1 期	手術操作による被膜破綻
	IC2 期	自然被膜破綻あるいは被膜表面への浸潤
	IC3 期	腹水または腹腔洗浄細胞診に悪性細胞が認められるもの
II 期	腫瘍が一側または両側の卵巣あるいは卵管に存在し、さらに骨盤内（小骨盤腔）への進展を認めるもの、あるいは原発性腹膜がん	
II A 期	進展 ならびに／あるいは 転移が子宮 ならびに／あるいは 卵管 ならびに／あるいは 卵巣に及ぶもの	
II B 期	他の骨盤部腹腔内臓器に進展するもの	
III 期	腫瘍が一側または両側の卵巣あるいは卵管に存在し、あるいは原発性腹膜がんで、細胞学的あるいは組織学的に確認された骨盤外の腹膜播種ならびに／あるいは 後腹膜リンパ節転移を認めるもの	
III A1 期	後腹膜リンパ節転移陽性のみを認めるもの（細胞学的あるいは組織学的に確認）	
	IIIA1(i) 期	転移巣最大径 10mm 以下
	IIIA1(ii) 期	転移巣最大径 10mm を超える
III A2 期	後腹膜リンパ節転移の有無に関わらず、骨盤外に顕微鏡的播種を認めるもの	
III B 期	後腹膜リンパ節転移の有無に関わらず、最大径 2cm 以下の腹腔内播種を認めるもの	
III C 期	後腹膜リンパ節転移の有無に関わらず、最大径 2cm を超える腹腔内播種を認めるもの（実質転移を伴わない肝臓および脾臓の被膜への進展を含む）	
IV 期	腹膜播種を除く遠隔転移	
IV A 期	胸水中に悪性細胞を認める	
IV B 期	実質転移ならびに腹腔外臓器（鼠径（そけい）リンパ節ならびに腹腔外リンパ節を含む）に転移を認めるもの	

※1：卵巣の表層をおおう膜が破れること。

※2：腹腔内に生理的食塩水を注入した後、腹腔内貯留液とともに回収したもの。

日本産科婦人科学会・日本病理学会編「卵巣腫瘍・卵管癌・腹膜癌取扱い規約 病理編 第 1 版（2016 年）」（金原出版）をもとに国立がん研究センターがん情報サービスが作成。

第3章

遺伝相談外来の実際とは？

遺伝性の病気をもつ立場から

私が遺伝性の病気をもっていることは、「はじめに」のところでも書きました。偽性副甲状腺機能低下症という病気で、希少常染色体優性遺伝病です。この病気が常染色体優性遺伝病だということを、私は臨床遺伝専門医の資格を取得するために専門医修練コースに入ってから気づきました。教科書に出てくる遺伝病の中に、自分とよく似た特徴をもつ病気があり、「もしかすると自分はこの病気なのではないか？」と疑ったのがきっかけです。それを医師である夫に話したら彼は知っていて、「そうだよ」というのです。「なぜ話してくれなかったの？」と聞くと、「話したら、結婚してくれないと思ったから」と答えられました。そのとき、私はすでに医師免許を取り、結婚し３回の出産をした後でした。幸い病気は私の子どもたちには遺伝しませんでしたが。

私の病気の原因遺伝子には※インプリンティングという現象があり、父母のどちらから病的遺伝子をもらうかで、病気のあらわれる臓器が異なります。私は父から突然変異で伝達されたため、知的障害がない軽症型でした。しかし私は女性ですので、自分が母親として病的遺伝子を子どもに伝達した場合、子どもは必ず重症型を発症することになります。

もし、このような自分の病気のことを、結婚や出産の前に知っていたら、はたして私は結婚や出産をしたでしょうか。きっと相当、悩んだと思います。それでも、私はその事実を自分で知ったうえで、人生の重大事である結婚、出産について考え、決めたかったと思います。もちろん、正しい知識をもっているという前提での決断ですが。

そんなわけで、自分のクリニック開設を機に始めた「遺伝相談外来」で、多くの患者さんから、遺伝に関する悩みをもちながら、「誰にも相談できなかった」というお話を聞く立場になったとき、とても他人事とは思えないのです。

私が臨床遺伝専門医の資格を取ろうと思った直接的な動機は、がんの専門医として遺伝の勉強が必要だと思ったからで、「遺伝相談外来」を開くという目的のためではなかったのですが、いまになってみると、あらためて遺伝について何でも相談できる専門医の必要性を強く感じています。

近年は遺伝子の研究も進み、遺伝性がんをはじめとして、新しい治療法も日々開発されています。インターネットの普及もあり、遺伝関係の情報があふれているだけに、不安や心配、混乱だけが増幅するという現状もあると思います。

そうしたなかで、遺伝性の病気をもつ臨床遺伝専門医だからこそできる「遺伝相談外来」があるのではないか、一人ひとりの患者さんに寄りそっていけるのではないか、という思いが強くなっています。

※インプリンティング：ゲノムインプリンティング、ゲノム刷りこみともいう。父親または母親のうち、どちらかだけから受け継いだ遺伝子が特定臓器で選択的に発現すること。

遺伝病とは何か？

遺伝病は「遺伝する病気」ではない

遺伝病について、勘違いや誤解に基づく不安や心配事をもっている人は非常に多いと思います。中でも多いのが、「遺伝病はすべてが遺伝する病気だ」という誤解です。

皮膚の色など、親のもっている外見や性質が子どもに伝わることを「遺伝」といいますが、「遺伝病」というのは、「遺伝する病気」という意味ではありません。

「遺伝病」とは、遺伝子の突然変異によって起こる病気や、染色体の数や構造の異常によって起こる病気などを指します。

「両親が正常なら、遺伝病の子は生まれない」「自分は健康だから、遺伝病とは自分とは関係がない」というのも間違いです（**表３－１**）。

遺伝病には、親の遺伝子や染色体に異常があって、それが子どもに伝わるものと、親には異常がなくても、遺伝子の突然変異によって起こるものの、両方があります。また、遺伝病には、胎児のときに発症するものもあるし、大人になってから発症するものもあります。自分が遺伝病の因子をもっていると知らないままで過ごしている人もいます。

私たちは誰もが何かしらの遺伝子の異常をもっていますが、それによって病気が必ず発症するわけではありません。生まれつき、病気の原因をもっていても、環境の影響で発症しないこともあります。また、劣性遺伝する病気の遺伝子の「保因者」であるだけなら、基本的に本人は発症しま

■ 表 3-1 遺伝病についての誤解

遺伝病＝遺伝する病気	×
両親が正常なら遺伝病の子どもは生まれない	×
自分は健康だから、遺伝病にならない	×
遺伝病は治療できない	×

せん（まれに発症する場合もありますが）。

また、遺伝病は治療できないと思っている人も多いのですが、治療できる病気もあります。

これらのことからいえるのは、遺伝病は特別な家系の問題ではないということです。遺伝病を特別視する風潮がありますが、すべての人にかかわることです。遺伝病があるために生きにくいと感じるような状況があるのなら、それは個人の責任ではなく、社会全体で取り組んでいくべき問題だということです。

遺伝病の種類

遺伝病は大きくわけると3つあります（**表3－2**）。

遺伝子の突然変異によって起こる「単一遺伝子疾患」、遺伝と環境の影響が絡み合って起こる「多因子遺伝病」、そして染色体の異常によって起こるものです。「単一遺伝子疾患」は、メンデル遺伝病ともいい、常染色体優性、常染色体劣性、X連鎖にわかれます。

ほかに、ミトコンドリアは固有のDNAをもっているため、そのことに由来するミトコンドリア病と、体の一部の細胞の遺伝子に後天的な変化によって引き起こされる体細胞遺伝病があります。

体細胞遺伝病の代表ががんです。

遺伝子の突然変異による遺伝病──単一遺伝子疾患（メンデル遺伝病）について

遺伝子の突然変異は化学的な要因で起こるもの（大気汚染や水、食品、農薬、医薬品など）、物理的な要因で起こるもの（放射線や紫外線など）、生物学的な要因で起こるもの（ウイルスなど）がありますが、どの要因がどの程度影響するのかは、ほとんど解明されていません。父親の年齢が上がると優性遺伝病が増え、近親婚によって劣性遺伝病が増えることは知られています。

・常染色体優性遺伝病

常染色体優性遺伝病は、両親のどちらか一方の常染色体に存在する病的遺伝子を受け継いだ

■ 表 3-2　遺伝病の種類

単一遺伝子疾患（メンデル遺伝病）
常染色体優性遺伝病 常染色体劣性遺伝病 X連鎖遺伝病
多因子遺伝病
染色体異常
ミトコンドリア病　など

ときにあらわれます（**図3－1**）。遺伝性のがんのほとんどは、ここに入る病気です。ほかに四肢短縮症、ハンチントン病などがあります。

・常染色体劣性遺伝病

常染色体劣性遺伝病は、両親の双方から、同じように突然変異をした常染色体上の遺伝子を受け継いだときに出る病気です。両親のうち1人から受け継いだ場合は、その病気はあらわれないため、「保因者」と呼ばれますが、その変異遺伝子が子孫に伝わる可能性はあります（**図3－2**）。常染色体劣性遺伝病は、生命にかかわる重い病気であることが多く、フェニルケトン尿症などがあります。

・X連鎖遺伝病（X染色体の遺伝子に突然変異が起きた場合にかかる病気）

これはほとんど男性しかかからない病気で、よく知られているのが血友病です。父親から息子に遺伝することはなく、保因者の娘を介して孫に遺伝します。男性の性染色体はXYで、X染色体が1つしかないため、この突然変異を受け継ぐと必ず発症しますが、女性は両親とも「保因者」でなければ、特殊な場合をのぞきこの病気にはなりません（**図3－3**）。

■ 図 3-1　常染色体優性遺伝病：参考例

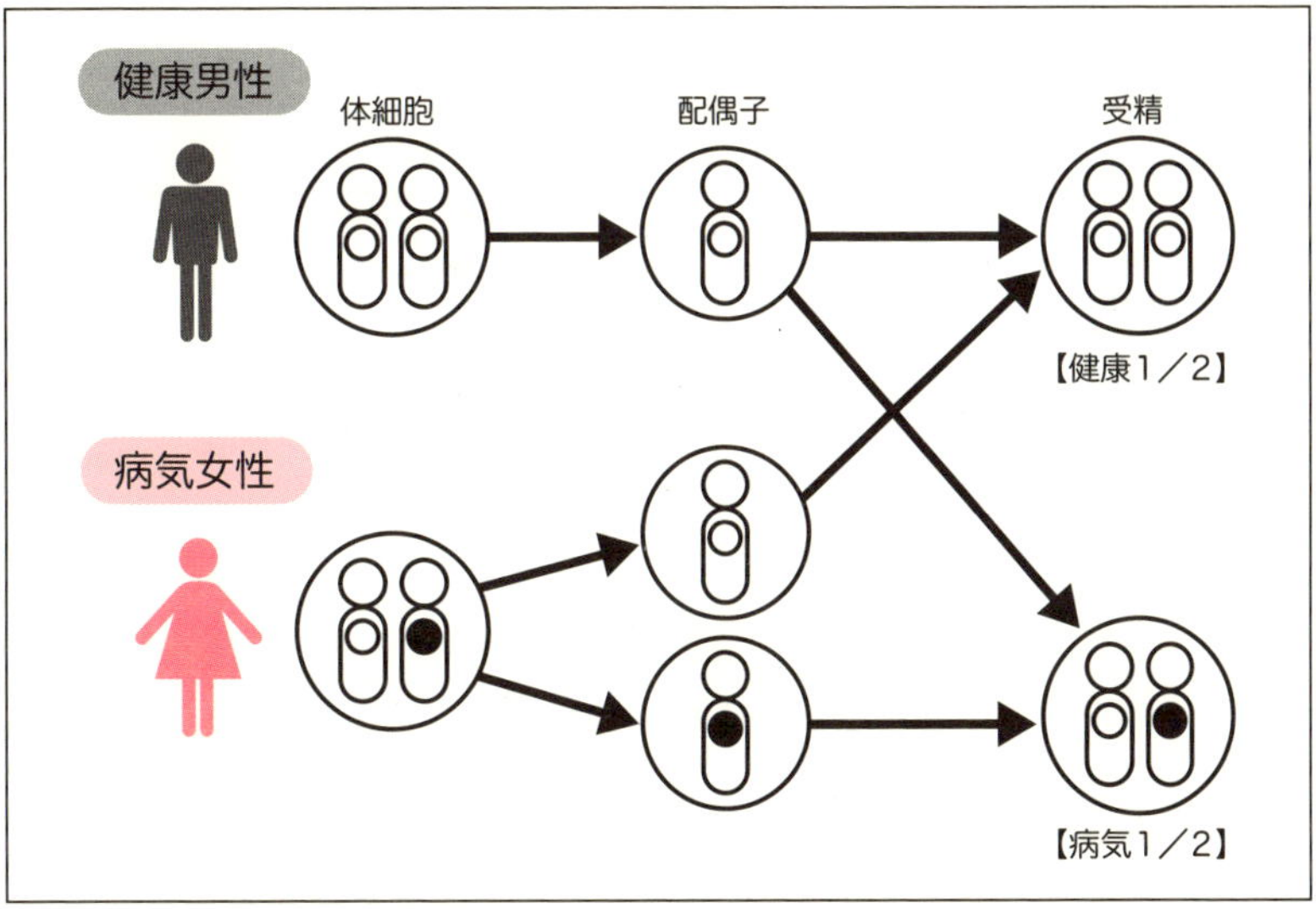

■ 図 3-2　常染色体劣性遺伝病：参考例

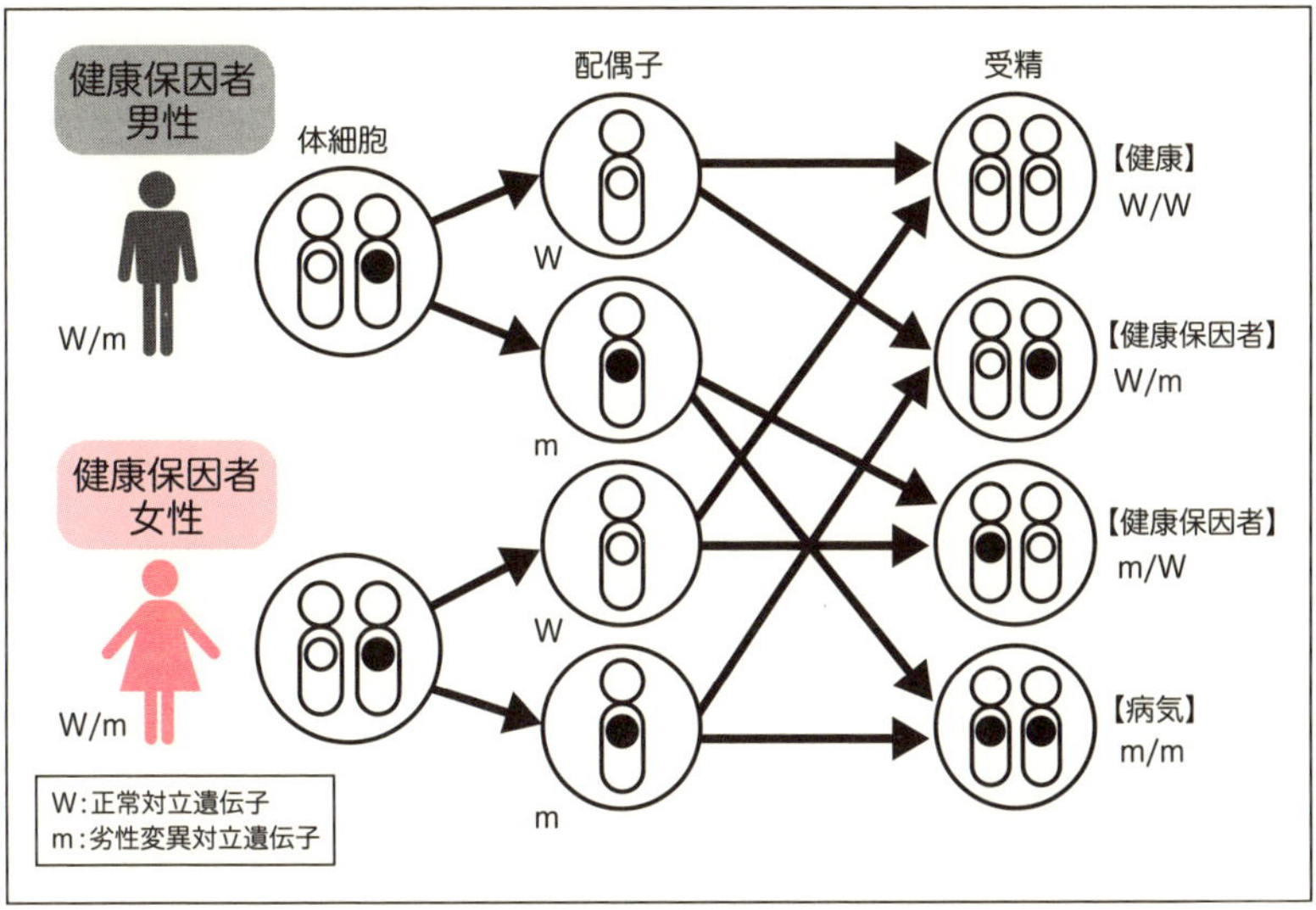

■ 図 3-3　X連鎖遺伝病：参考例

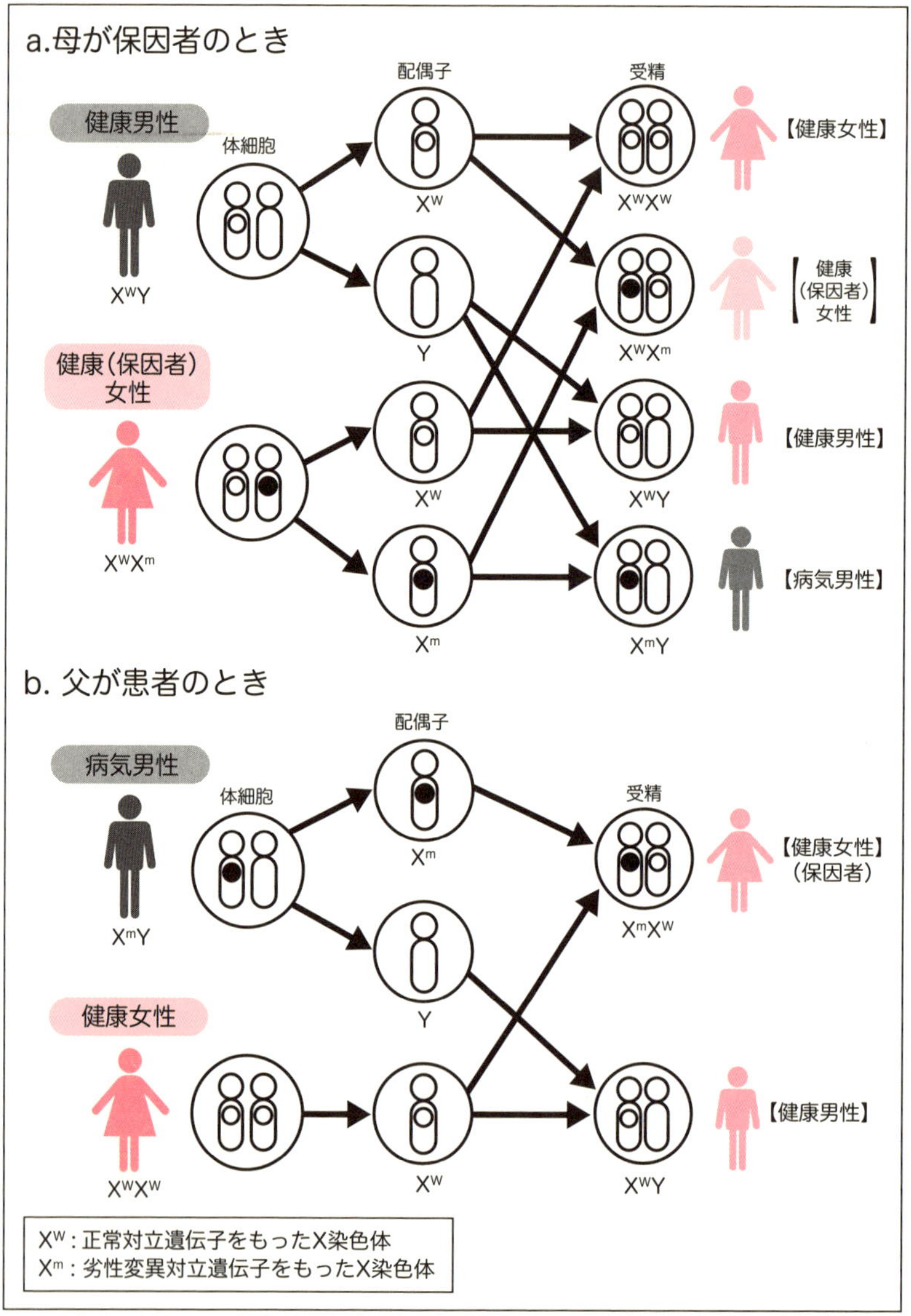

多因子遺伝病

多因子遺伝病とは、いくつか複数の原因が重なって起きるもので、原因の解明は困難ですが、生活習慣を変えることにより、病気を軽くしたり避けたりできる場合があります。

先天性奇形というのは、胎児期に遺伝子の異常と環境要因の相互作用で起こる多因子性のものと考えられ、遺伝子の異常のみで発生するのは奇形全体の1～2割とみられています。

染色体異常

染色体の数に異常があるものと、構造に異常があるものがあります。数が1つ少ない場合は「モノソミー」、1つ多い場合は「トリソミー」といいます。何番目の染色体が多いか少ないかにより、病気も違ってきます。

ダウン症は、21番目の染色体が3本になっています。性染色体の構成はXX（女性）またはXY（男性）ですが、X染色体が一本だけのとき（XO）はターナー症候群という病気です。X染色体2本とY染色体1本とをもっている人（XXY）はクラインフェルター症候群という病気です。

染色体の数の異常は、母親の高年齢出産（35歳以上）の場合に起こりやすくなることが知られていますが、ほかの原因ははっきりわかっていません。

染色体の構造異常の原因は化学的、物理的、生物学的なものがあると考えられます。染色体異常をもった配偶子（精子または卵子）が受精すると、早い時期に流産する場合や、生まれても障害をもっている場合があります。

ミトコンドリア病

めずらしいタイプの遺伝病としては、細胞の中にあるミトコンドリアのＤＮＡに欠損や突然変異などの異常が生じて、筋肉や心臓、脳に病気が出る「ミトコンドリア病」があります。ミトコンドリアは卵子の細胞質から受け継がれるため、ミトコンドリア病は母親からしか遺伝しません。ミトコンドリア病には、ミトコンドリア脳筋症、糖尿病、先天性難聴もあることがわかっています。

遺伝病は治療できるか？

治療法がある遺伝病「フェニルケトン尿症」

食品のたんぱく質の中にあるフェニルアラニンというアミノ酸をチロシンという別のアミノ酸に変える酵素のはたらきが、生まれつき弱いため、フェニルアラニンが体内に蓄積し、脳の発育に障害を起こす病気です。チロシンが少なくなると、色素が作れなくなり、皮膚の色や髪の毛の色が薄くなります。

この病気は常染色体劣性遺伝で、両親の両方が「保因者」(因子はもっているが発症していない人)の場合、4分の1の確率で病気をもった子どもが生まれます。

現在日本では、生後4～5日目に、すべての新生児を対象に「新生児・マススクリーニング」という検査を行っており、その中に、フェニルアラニン値が高いかどうかを調べる検査が含まれています。検査は、かかとから少量の血液を採取するもので、値が高ければ病院から連絡があり、病気について教えてくれます。

軽度の場合は、食事療法によって発症を予防することができます。発症しても、たんぱく質を制限してフェニルアラニンの摂取を抑え、不足するアミノ酸を補う食事療法や薬で治療することができます。ただし、これらの治療は生涯にわたって必要です。

女性の患者さんが妊娠すると、出産までの間、胎児に影響しない程度の血中フェニルアラニン値を維持することが必要になります。そのため、妊娠を希望する場合は、計画的な妊娠、定期的な通院が大切です。血中のフェニルアラニン濃度が高いと、自然流産、胎児の知能障害、小頭症、先天性の心臓奇形、低体重児出産の頻度が高くなることが報告されているからです。しかし、妊娠前から血中フェニルアラニン濃度を低く保っていれば、健康な子どもを出産できます。

治療法がない遺伝病「ハンチントン病」

常染色体優性遺伝病の1つで、両親のどちらかに同じ病気があります。原因は第4染色体に

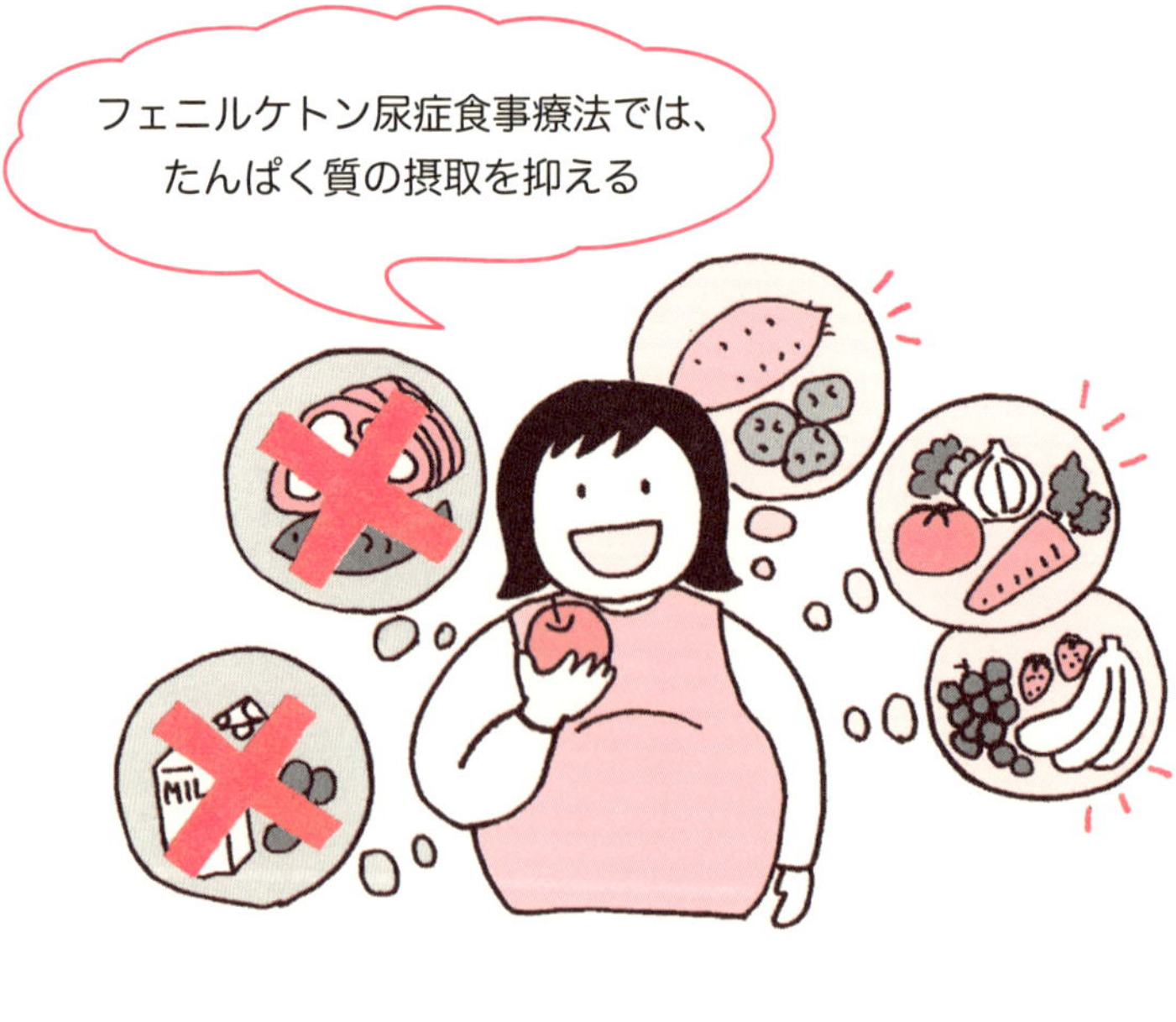
フェニルケトン尿症食事療法では、
たんぱく質の摂取を抑える
MIL

ある遺伝子（ＩＴ15）に変化が生じることで発症します。30歳代ぐらいで発症する人が多いのですが、子どものうちに発症することもあります。初期症状は、細かい運動がしにくくなる、手先が勝手に動いてしまう（不随意運動）などの運動症状、落ち着かない、うつに似た精神症状もあります。

現在のところ根本的な治療法はなく、不随意運動や、うつ症状・神経症状などを緩和する薬で対応していきます。

治療法がない遺伝病「不育症」

女性の中には、妊娠はするけれど、妊娠初期に流産してしまうということを、何度か繰り返す人がいます。これらは、染色体異常による反復流産、習慣流産、あるいは不育症と呼ばれています。

ここでいう流産は、日本産科婦人科学会が定義する「妊娠22週未満の胎児」が母体から出てしまうことで、流産全体の約90％は妊娠12週未満の早期流産です。

「不育症」は、1つの病気の診断名ではなく、「2回以上の流産・死産、もしくは生後1週間以内に死亡する早期新生児死亡によって児が得られない場合」と定義されています。

妊娠初期の流産の多くは、胎児に染色体異常が偶発的に起こったことが原因で、母体の高齢化が流産率の増加につながっていることは明らかですが、偶発的な染色体異常の明確な要因はわかっていません。

厚生労働省の研究班の報告では、反復・習慣流産（不育症）の要因の約5％が、夫婦どちらかの染色体異常であることがわかりました。夫婦どちらかに「均衡型転座」などの染色体構造異常があると、夫婦ともまったく健康ですが、卵や精子ができるとき（染色体が半分となる減数分裂の場合）に染色体に過不足が生じることがあり、流産の原因となります。他の要因としては、子宮の形の異常、内分泌異常、血液の凝固異常があります。

夫婦のどちらかに染色体異常があり、一度流産した場合でも、次の妊娠が流産になるとは限りません。染色体異常による不育症かどうかの検査を受ける場合は、検査の前に、遺伝カウンセリングを受けることが推奨されています。

※反復・習慣流産（いわゆる「不育症」）の相談対応マニュアル（平成23年度厚生労働科学研究費補助金（成育疾患克服等次世代育成基盤研究事業）

遺伝相談外来はどんなところ？

遺伝相談外来とは？

遺伝相談外来は、「遺伝子診療部門」「遺伝子診療センター」などのある病院や、「遺伝相談外来」をもつ医療機関で行われています。私のクリニックでも「遺伝相談外来」を設けています。

「遺伝相談外来」は、遺伝に関する「よろず相談」の場です。遺伝や遺伝病についての悩みや不安をもっている方の相談（遺伝カウンセリング）を受け、遺伝に関する正しい医学的知識と情報をわかりやすく説明し、相談者が自分の意思で問題への対応を決められるようサポートするところです。

その過程で、心配している状態・病気は遺伝的に本当に心配しなければならないことなのか、本当に心配しなければならないことならば、その可能性はどのくらいあるのか、その可能性を避ける方法はないのか、避ける方法があるならば、それはどのような方法で、どこで受けられるのかなどの疑問に答えるために多くの情報提供を行います。

遺伝子検査（詳しくは4章参照）を受けたいという希望がある場合は、まず、遺伝カウンセリングを受けていただきます。

・遺伝に関することはなんでも相談

具体的には次のような人の相談が行われています。

・本人、配偶者、親、子、きょうだい、その他の血縁者に遺伝性の病気や先天異常の人がいて、自分あるいは自分の子が同じ病気になるのではないかと不安に思っている人。

・家族をがんで亡くし、自分もがんになるのではないかと心配な人。

・いとこ同士など、血縁者と結婚しようかどうか迷っている人、カップル。

・高齢妊婦（一般的には35歳以上）のため、胎児への影響を心配している人。

・妊娠中に薬を服用したり、X線検査を受けたり、感染症に罹患したりして、胎児への影響が心配な妊婦。

遺伝相談の内容は非常にプライベートで、重要な医療情報ですので、厳重に秘匿されます。本人の承諾なしに、第三者に伝えるようなことはありません。

・遺伝相談をするのは専門職

現在、遺伝相談を専門に行う職種は2つあります。「臨床遺伝専門医」と「認定遺伝カウンセラー」です。

どちらも、「日本遺伝カウンセリング学会」と「日本人類遺伝学会」が共同で認定している制度で、遺伝相談に必要な知識を有しています。

しかし、この2つには大きな違いがあります。それは、「臨床遺伝専門医」は国家資格をもつ医師しかなれませんが、「認定遺伝カウンセラー」になるには、医療職の国家資格は必要ないということです（124頁コラム）。

遺伝相談を受ける前に準備すること

すでに発症している病気についての相談と、未発症の病気についての相談（非発症保因者診断、発症前診断、出生前診断など）があります。心配なことは何か、知りたいことは何かをメモにしておき、質問し忘れないようにしましょう。

すでに発症している病気の場合は、検診結果などを持参します。未発症の病気について知りたいときは、「既往歴」といって相談者がそれまでにかかった病気、「家族歴」といってご家族の病気の履歴をメモしておくと、診察する方も時間を効率的に使い、より正確な診断ができます。

遺伝性がんの相談例

遺伝性がんでは、家族内でがんになった人がいるかどうかを、わかる範囲で事前に聞き、メモしておくことが大切です。

遺伝相談では、第1度、第2度、第3度の近親者（128頁）までの範囲で、その方が何歳で何がんになった、その病気のために何歳で死亡したなどの情報を元に、家系図（**図3－4**）を作り、相談者や家族ががんになる確率を推定することになります。疎遠な家族、不仲な家族もいますから、無理に情報を集めるようなことはしなくても大丈夫です。あくまでも「わかる範囲」で結構です。

■ 図3-4 家系図の例

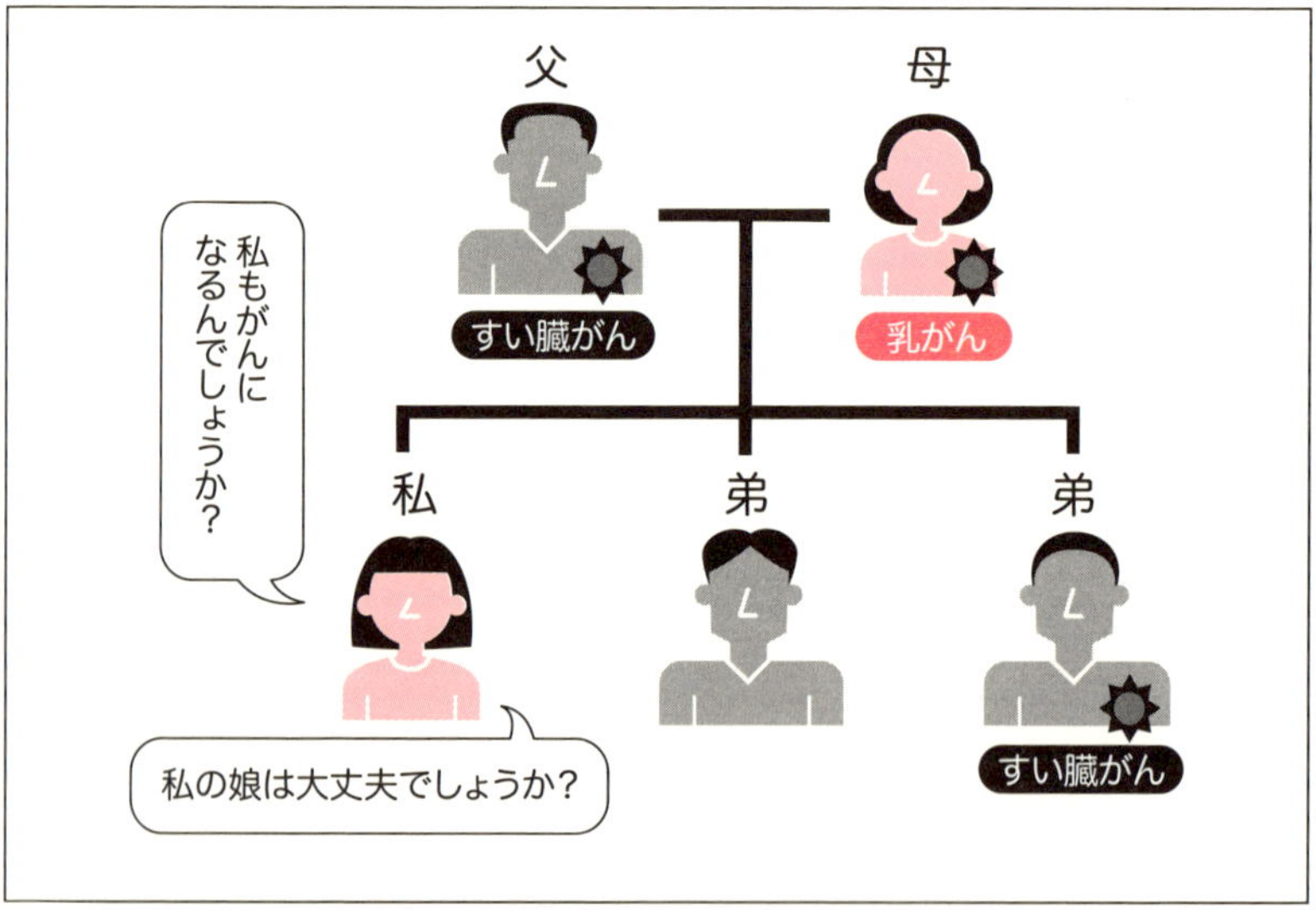

【質問例】

「自分がなりやすいがんはありますか？」

「私ががんになる確率はどのくらいありますか？」

「どんな検査を、いつごろ受けたらいいですか？」

「遺伝子検査は受けるべきですか？」

「遺伝子検査を受けたら、何がわかりますか？」

「遺伝子検査を受けたら、結果は子どもに伝えるべきですか？」

「子どもやきょうだいのがんになる確率はどのくらいですか？」

「がんの予防法はありますか？」

コラム

「臨床遺伝専門医」と「認定遺伝カウンセラー」の違い

遺伝学的診断（遺伝子検査など遺伝情報を調べる検査）や、遺伝関連の相談は、幅広い科で、患者さんからのニーズがあります。ですから、医師ならだれでも、その相談に乗れる知識や技法をもつ必要があります。しかし、実際には、遺伝性のがんや他の病気の可能性のある患者さんや妊産婦などへの対応には、遺伝や遺伝病の専門的な知識や経験が必要です。そのために、1990年代から制度※ができました。

「臨床遺伝専門医」になるには、次の要件が必要です。（臨床遺伝専門医制度委員会ホームページより引用）

①遺伝医学についての広範な専門知識を持っている。
②遺伝医療関連分野のある特定領域について、専門的検査・診断・治療を行うことができる。
③遺伝カウンセリングを行うことができる。
④遺伝学的検査について十分な知識と経験を有している。
⑤遺伝医学研究の十分な業績を有しており、遺伝医学教育を行うことができる

これに対して、「認定遺伝カウンセラー」は、認定遺伝カウンセラー制度委員会のホームページによると次のような位置づけです。

①遺伝医療を必要としている患者や家族に適切な遺伝情報や社会の支援体制等を含むさまざまな情報提供を行い、心理的、社会的サポートを通して当事者の自律的な意思決定を支援する保健医療・専門職である。

②認定遺伝カウンセラーは医療技術を提供したり、研究を行う立場とは一線を画し、独立した立場から患者を援助することが求められる。

このあとに、最新の遺伝医学の知識、専門的なカウンセリング技術、倫理的・法的・社会的課題（Ethical-legal-social issues：ＥＬＳＩ）への対応などの要件がありますが、医療関係の国家資格は要件になっていません。

※「臨床遺伝専門医」：１９９１年に開始された日本人類遺伝学会臨床遺伝学認定医制度と、１９９６年に開始された日本遺伝カウンセリング学会遺伝相談認定医師カウンセラー制度が、２００２年４月１日より統一化され、「臨床遺伝専門医制度」として施行された。

遺伝カウンセラーに関する私の意見

遺伝カウンセリングは非常にプライベートで繊細な悩みや情報を扱いますので、カウンセラーとしての資質、技量がとくに重要で、医師ならだれでもカウンセラーに向いているとは思いません。医師よりも、看護師など、日々、患者さんのケアをしている人のほうが、カウンセラー的役割をしている場合も多いと思います。しかし、制度をつくるならば、個々の資質ではなく、少なくとも看護師や保健師、臨床検査技師など、医療の国家資格をベースにした認定制度にするべきではないかというのが私の意見です。遺伝に関する医学的な質問にきちんと答えられる医学知識と経験をもったカウンセラーを育成すべきではないかと思うからです。

現在、日本政府は、欧米に遅れをとり、焦って、がん診療を中心にした「ゲノム医療」の推進に取り組もうとしています。その中で浮き彫りになっているのが、「遺伝カウンセラー」の圧倒的な不足という問題です。

いま、遺伝カウンセリングができる医師、「臨床遺伝専門医」は１３１６名（２０１８年6月12日現在）しかおらず、その医師が皆、日常的に遺伝相談を行えるわけではありません。また、「認定遺伝カウンセラー」は２２６名（２０１７年12月現在）しかいません。地域でがん診療の中心になる「がん診療連携拠点病院」だけでも全国に４００カ所以上あるにもかかわらず、どこでも専門家による遺伝カウンセリングを受けられる状態になっていません。今後、「遺伝カウンセラー」はますます必要とされるでしょうが、量を確保するために、その質を下げるようなことがあってはならないと思います。

当クリニックでの「遺伝相談外来」

遺伝相談外来の流れ

遺伝相談の流れとしては、まず家族や本人の病気について、知りたいこと、悩んでいることをお聞きします。相談の範囲は次の通りです。

・子どもへの遺伝の可能性についての相談
・遺伝的に病気になりやすいのかどうかの検査・相談
・遺伝子検査の結果に対しての相談
・遺伝子検査後のフォローアップ相談

いくつか典型的な相談の事例をご紹介します。

【相談1】〔男性26歳、女性28歳のカップル〕

いとこ同士の結婚は、遺伝病をもつ子どもが生まれる確率が高い、と周囲から反対されています。これは本当ですか？

【私の回答】

日本では4親等以上離れた近親者の結婚は法律で認められています。いとこ同士は、4親等なので結婚できます。ところで、法律用語の4親等は、医学用語では「3度近親」のことです。1度近親は親子、兄弟姉妹のことで遺伝子の2分の1を共有しています。2度近親は祖父母、孫、おじ、おば、おい、めいで、遺伝子の4分の1を共有しています。3度近親に当たるいとこは、遺伝子の8分の1を共有していることになります。

いとこ同士の場合は同じ遺伝子を8分の1もっているので、もしどちらかが劣性遺伝の保因者の場合、相手も同じく保因者である可能性が高くなり、劣性遺伝病の出る頻度も高くなります。

もし、他人同士の結婚で4万人に1人の割合で発症する病気なら、いとこ同士の結婚で生まれる子どもは3200人に1人の割合で※発症するという計算になります（**図3－5**）。つまり、他人同士の結婚に比べ、その病気のリスクは12・5倍高いというわけです。

例をあげると、先天的な聾《ろう》では、保因者頻度は54分の1、他人同士の結婚で1万1800分の1、いとこ同士の結婚では、1500分の1の確率になります。1色覚（色覚異常）は保因者が135分の1、他人同士の結婚で7万3000分の1、いとこ同士の結婚で4100分の1の確率です。

劣性遺伝病は600～700種類あるといわれますが、ほとんどが何万～何十万人に1人の割合で起こる病気ですから、いとこ同士の結婚でリスクが高まっても、親など、家系の中にも近親婚が多いとか、遺伝病の人がいるというような特別な場合を除いて、発症するのは非常に珍しいことといえるでしょう。

　同時に、私たちはみな、6つや7つの劣性遺伝病の保因者であるといわれています。いとこ同士だということだけで、結婚や出産をあきらめるのかどうかは、人生の価値観の問題ということになるかもしれません。私のクリニックでも、将

■ 図 3-5　劣性遺伝　いとこ同士の結婚の例

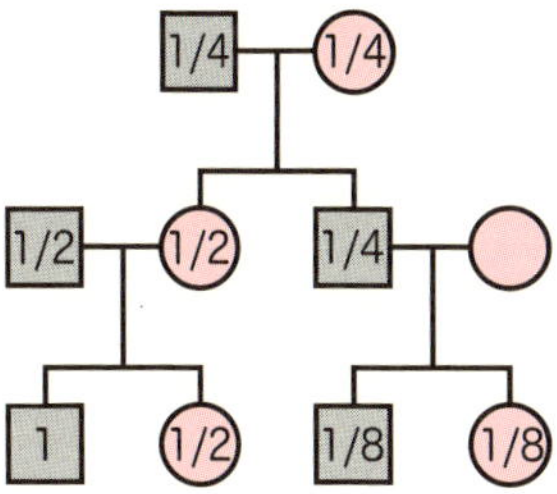

① 1度近親は遺伝子の1／2を共有
［父母、子ども、きょうだい］

② 2度近親は遺伝子の1／4を共有
［祖父母、孫、おじ、おば、おい、めい］

③ 3度近親は遺伝子の1／8を共有
［いとこ、曾祖父母、大おじ、大おば］

ある集団で罹患率が4万人に1人の常染色体劣性遺伝病の保因者頻度

	他人同士の場合	いとこ同士の場合
本人が保因者である確率	1/100	1/100
相手が保因者である確率	1/100	1/8
保因者同士の結婚となる可能性	1/100×1/100=1/10,000	1/100×1/8=1/800
保因者同士の結婚から患者が生まれる可能性	1/4	1/4
患者罹患率	1/40,000	1/3,200

来お子さんが病気をもって生まれてきた場合のさまざまなサポートに関する情報を提供しますので、育てることができるかどうかをカップルで話し合ってみてはいかがでしょうか。

※劣性遺伝病発症の計算：4万人に1人の病気の場合、両親のどちらかが保因者である確率は100分の1となり、1/100×1/8×1/4＝1/3200

【相談2】〔女性・32歳〕

妊娠8週目で風疹にかかってしまいました。いまは妊娠6カ月です。病院で検査を受けたところ、陰性といわれましたが、生まれてから「先天性風疹症候群」と診断されることはないのでしょうか。1人目の子どもが流産だったので、今度は無事に産みたいと思いますが、不安があります。

【私の回答】

免疫のない女性が妊娠初期に風疹にかかると、風疹ウイルスが胎児に感染して、出生児に先天性風疹症候群（CRS）と総称される障害を引き起こすことがあります。おもな症状は、先天性心疾患、難聴、白内障です。先天性心疾患と白内障は妊娠初期3カ月以内に母子感染すると発症しやすく、難聴は妊娠6カ月くらいまでの感染でも発症することがあります。その他の症状としては、網膜症、肝脾腫、血小板減少性紫斑病、糖尿病、低出生体重、発育遅滞、精神発達遅滞、小眼球などがあります（図3－6）。

お腹の赤ちゃんが感染したかどうかは、胎盤絨毛《じゅうもう》、臍帯血《さいたいけつ》や羊水などの胎児由来組織中に風疹ウイルス遺伝子を検出することで診断できますが、あなたの場合は検査の結果、陰性だったということなので、感染の確率はほぼないと考えられます。

仮に、母親が風疹を発症した場合でも、胎児に感染が及ぶのは約3分の1で、さらに、感染した胎児が「先天性風疹症候群」を発症するのは、そのうちの約3分の1の確率です。

この病気は発症した場合、治療法がなく、それぞれの症状に対する対症療法を行う必要があります。出産後も主治医と相談しながら、経過をみていくことをおすすめします。

■ 図 3-6 先天性風疹症候群の子どもに見られるおもな症状

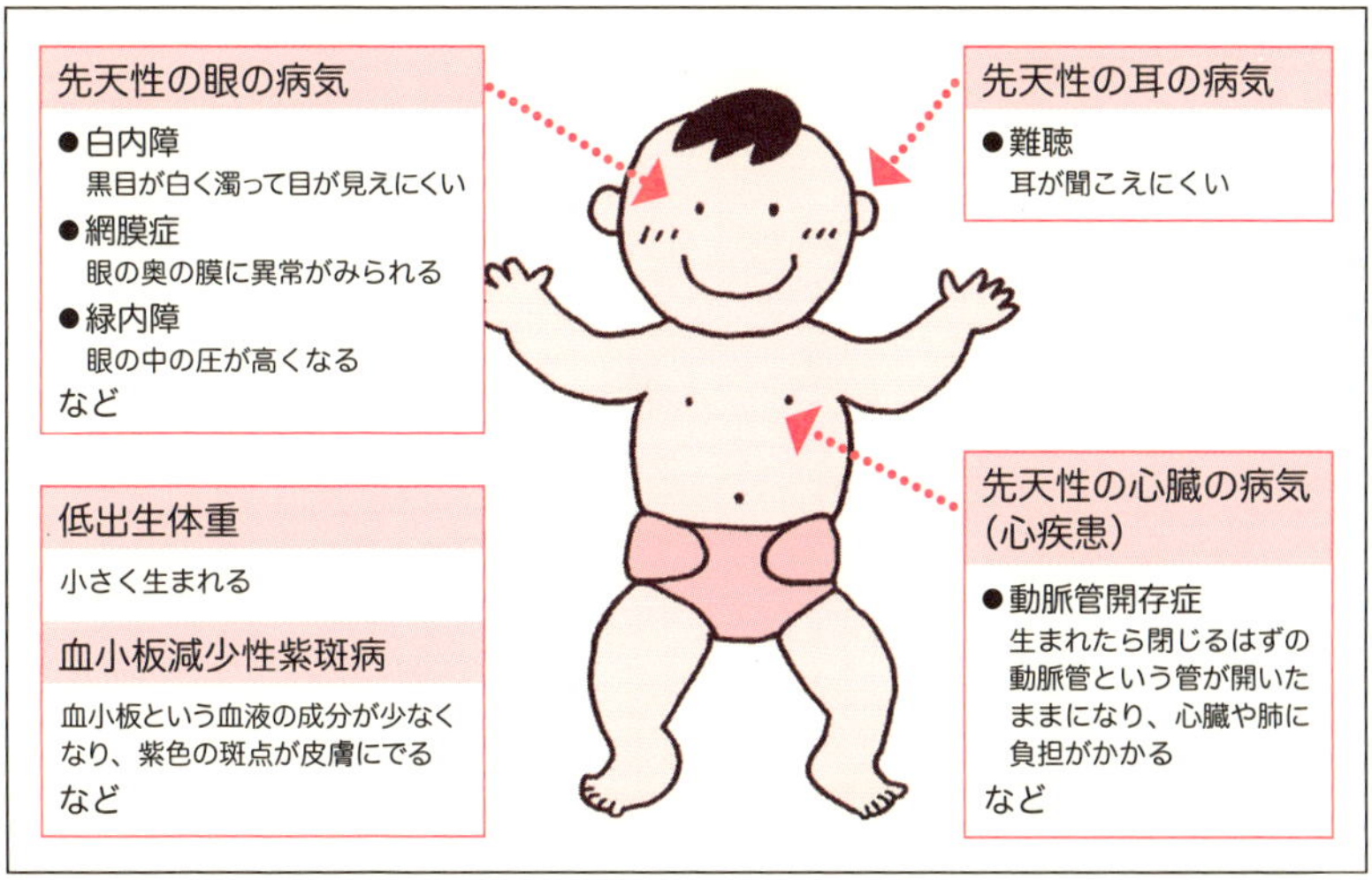
先天性の眼の病気
●白内障
黒目が白く濁って目が見えにくい
●網膜症
眼の奥の膜に異常がみられる
●緑内障
眼の中の圧が高くなる
など
低出生体重
小さく生まれる
血小板減少性紫斑病
血小板という血液の成分が少なくなり、紫色の斑点が皮膚にでる
など
先天性の耳の病気
●難聴
耳が聞こえにくい
先天性の心臓の病気（心疾患）
●動脈管開存症
生まれたら閉じるはずの動脈管という管が開いたままになり、心臓や肺に負担がかかる
など

厚生労働省ホームページを元に作成

【相談3】〔女性・62歳〕

母が乳がんで亡くなっています。10年以上前のことです。事情があって、当時、あまり連絡をとっていなかったため、どのようなタイプのがんだったのかもわかりません。私は、毎年、がん検診を受けていますが、いまは大丈夫です。私ががんになる確率はどのくらいありますか？　予防のために、何に注意したらよいですか？

【私の回答】

ほかにも、ご家族で乳がんか卵巣がんにかかった方はおられますか？　第3度近親者（129頁参照）までで、乳がんか卵巣がんにかかっている人が複数いる場合は、「家族歴がある」と判断できます。おもな「遺伝要因」としては、ＢＲＣＡ1あるいはＢＲＣＡ2という2つの遺伝子があります。生涯に乳がんにかかる割合は日本人では12人に1人（9％）ですが、「家族歴」がある場合は一般の2～4倍、ＢＲＣＡ1あるいはＢＲＣＡ2の遺伝子変異をもつ人の場合は6～12倍、乳がんにかかる割合が高い（倍率は日本人だけのデータに基づくものではありません）といわれています。[※]

あなたがＢＲＣＡ1あるいはＢＲＣＡ2の遺伝子変異をもっているかどうかを調べるには、遺伝学的検査を行う必要がありますが、乳がんの要因となる遺伝子は他にもあると考えられます。がんに関連する遺伝子を全部一度に調べる「多重遺伝子検査」で、ある程度リスクはわかりますが、それでも、まだ関連する遺伝子がすべて解明されているわけではありません。

あなたの場合は毎年乳がん検診を受けていることから、仮に乳がんになったとしても、早期発見の可能性が高いと思います。また、遺伝要因による乳がんは、乳がん全体の5~10%。ということは、90%以上の乳がんは環境要因によるものですから、環境要因としての生活習慣に気をつけることが予防につながります。閉経後の肥満、飲酒、運動不足、喫煙・受動喫煙は、乳がんの発症のリスクを高めることが明らかになっていますから、予防のためには、これらに注意することを心がけてください。

カウンセリング後に、検査による診断

カウンセリングにより臨床的な診断を行った後に、確定診断を行うため、希望をもとに採血して検査を行います。おもな検査は次の2つです（詳しくは4章）。

・遺伝子検査による、がんを含む病気の確定診断
・新型出生前診断（NIPT：無侵襲《むしんしゅう》的出生前遺伝学的検査）……母体から採血した血液を検査することで胎児の染色体異常を調べる検査

生涯のフォローアップ

遺伝性の病気では、からだのすべての細胞が同じ遺伝子変異をもっています。そのため、たとえば、遺伝性乳がん・卵巣がん症候群（ＨＢＯＣ）だからといって、「乳腺科」だけで診療や治療を完結することはできません。遺伝性の病気については、診療科を超えた医療が望まれます。

まず、卵巣の検診のために、「産婦人科」へも行っていただきます。家族性の大腸がんの患者さんも、乳がんの検査を受ける必要があります。

また、その人のもって生まれた遺伝子的情報は一生、変化しませんので、遺伝性の病気や遺伝子・染色体の異常による病気は、一生の治療や管理、妊娠に向けての管理が重要になります。

このようなことから、私のクリニックでは、大きな病院で遺伝子診療部門を受診された方々のその後のフォローアップも行っています。臓器横断型の腫瘍内科医であり、臨床遺伝専門医の資格をもつ医師が診療を行っているから可能となるのです。

さらに、個々の患者さんに合わせた検診プログラムを提示し、提携医療機関等で検査を受けていただきます。患者さんによって検診の必要なタイミングが異なりますので、その時期を管理するのも大切です。

専門家によるケアとプライバシーの保護

遺伝の問題は高度なプライバシー保護が要求されるため、私のクリニックでは遺伝子診療部門を受診された方々の電子カルテは、特別なパスワードがないとアクセスできないように設計しました。前述しましたように、私は「臨床遺伝専門医」であり、がんの唯一の専門医資格である「がん薬物療法専門医」の資格をもっていますので、遺伝性のがんに関する相談は得意分野です。また、私自身は遺伝病をもつ医師でもあるので、とくに女性の遺伝病に関する相談は、親身になってお受けできると自負しています。

費用について

遺伝子相談外来は自由診療となっております（自費診療）。料金は2018年6月現在、30分1万円、15分ごとに5000円加算されます。完全予約制ですので、お電話での予約をお願いしています。

※データは『遺伝性乳がん卵巣がん症候群（HBOC）をご理解いただくために（Ver.3）』（日本HBOCコンソーシアム発行）から引用。

患者さんエピソード

すい臓がんが再発したCさん

「何のために手術して、不自由な生活に耐えたのか教えてください」。私にこの言葉をぶつけたのは、すい臓がんの局所再発（同じ臓器、または近くに再発すること）の患者のCさんでした。

彼女はたまたま腹部の検査をしたら、小さなすい臓がんが見つかりました。すい臓がんは、手術できるステージで見つかること自体が少なく、別の検査で偶然見つかることが多いといわれています。

Cさんも、「運がよかった」といわれて喜んで手術したそうです。

けれど、すい臓は、血糖値を下げるはたらきをするインスリンを分泌するほか、いろんな消化酵素も出しています。手術後、インスリンの分泌機能は保たれたので、インスリンの補充は必要ありませんでしたが、消化酵素は分泌されず、消化酵素剤を飲んでもまったく効かなかったそうです。

食べられない。食べるとおなかの調子が悪い。彼女はやせ細りました。でも、「すい臓がんが治ったのだから、手術できただけ自分は幸せなんだ」。そう思って前向きに日々を過ごしたそうです。

それから数年後。局所再発を指摘されました。今度は抗がん剤をすすめられ、入院しなければいけないといわれました。私が彼女と出会ったのは、その入院でのことです。

彼女はいつも暗い表情をしており、よくため息をついていました。あまり言葉も発していただけませんでした。

ある日、突然、涙ながらに彼女は話し始めました。最初は、うつむいて。

「先生。私は、今まで何のために頑張ってきたんですか？　食事はおいしくない。味も変わってしまいました。好きだったものも食べられない。体力がないから旅行にも行けないし、好きなこともできない。楽しいことなんて何もなかったけど、がんが治ったんだからいいんだと思って生きてきた。すい臓がんで手術できたこと自体がラッキーなんだって、主治医にもいわれました。でも、再発すると知っていたら、こんな思いで頑張るんじゃなかった。こんなことなら、あのとき手術せずに、好きなものを食べて好きなことをして時間を過ごしたかった。一体、私のこの数年は何のためにあったんですか？」

遠慮なく、真正面からぶつけられる思いに、私は言葉を失いました。しかし、やっとのことで、こう聞いてみました。

「ところで、手術の前に、手術したらこんな症状が起こるとか、再発リスクについてどんな説明を受けたんですか？」

すると、「そんな説明、受けていません。こんな早期で見つかること自体が奇跡的なんだ、早く手術しよう、ということだけです」とCさん。

私は、またしても言葉を失いました。しかも、カルテをよく見ると、病理所見には「顕微鏡的には断端《だんたん》陽性である」と書かれていました。

がんの手術では、肉眼では大丈夫と思っても、顕微鏡で調べてみるとがん細胞が残っていることが多々あるため、手術で切除した標本の端（断端）を調べるのですが、その時点で顕微鏡的には「断端陽性」、つまりがんが残っているという意味です。

患者さんは、「治癒切除」（手術でがんは取り切れたという意味）したとしか聞いていなかったけれど、手術直後から病理所見はそうではないと物語っていたのです。

患者さんは何も知らされていなさそうでした。めまいがしました。本人に知らせなくていいという道理があるのか？　医師をしていると、こうして天を仰ぎたくなることが、よくあります。組織の論理に押しつぶされて、本当のことにふたをされていく……。

私は主治医ではなかったので、それ以上かかわることができませんでした。かかわろうとすると、かかわれないような立場に追いやられていくことは、わかっていました。今でも、しぼり出すような彼女の言葉を思い出すと、胸が詰まります。

私はそれまで、切除できるステージなら切除するのが当たり前だと思っていました。でも、臓器は切ったら元には戻りません。だから、治療には「当たり前」なんていうものは何一つなくて、ただ、それぞれの治療選択肢の利益・不利益を患者さんにわかるようにきちんと説明し、そのうえで自己決定していただく、これしかないと思っています。

もちろん、積極的な治療はしないときも、つらい症状を緩和する治療は行う、という選択肢も必ずそこに含めて提示すべきだと思います。

第4章

遺伝子検査で わかること、 わからないこと

がん検診と遺伝子検査の違い

がん検診とは?

日本は国民皆保険制度があるため、健診システムは乳幼児の健診、学校健診から、会社で行う健保組合の健診、そして自治体が行っているがん検診など、本当に手厚いですね。最近では、40歳以上の人は生活習慣病を予防するための「特定健診」(いわゆるメタボ健診)もあります。

ところで、「健診」と「検診」の違いをご存知ですか?「健診」は健康診断のことで、健康かどうか、病気の危険因子があるかどうかを調べるもので、「検診」はある特定の病気にかかっているかどうかを調べる診察と検査です。

がん検診は、がんという病気にかかっているかどうかを調べるものですが、国民皆保険制度の下で、公的な費用を投じて行う市区町村のがん検診や職場の健保組合のがん検診は、病気を早期発見することによって、全体の死亡率を下げるという目的があります。これに対して、個人で費用を負担して受けるがん検診は、その人の死亡リスクを下げるという目的があります。

検診は自覚症状がなくても受けられますが、自覚症状がある場合は、特定の病気を見つけるための検査ということになります。

検診の効果があるがん検診は5種類

一般にがんは早期発見が大切だといわれますが、早期発見がすべてのがんの死亡率を下げるわけではありません。

厚生労働省は、がん検診の効果を評価し、検診による死亡率低下という効果があるものについてだけ、市町村の事業として行うように指針を示しています（**表4−1**）。この指針は、検診の専門家やがん医療の専門家などで構成される「がん検診事業の評価に関する委員会」が出しているもので、データをもとに、「対象となるがんの種類」「対象者の範囲」「検査方法」などを検討した結果に基づいています。そのため、推奨される検査法や年齢も、検討結果によって少しずつ変化してきました。

「がん検診」は自覚症状がないときに受けますから、どうしても、忙しくてパスしたり、忘れたりすることがありますが、この5つのがん検診については、有効性について科学的根拠がありますので、その年に受けられない場合は次の年（または2年後）に受けることをおすすめします。

一方、人間ドックなど、個人負担で行うがん検診は、個人の死亡リスクを下げることを目的に行うものです。この場合は、**表4－1**の5つのがん以外の検診も含め、検査法を自分で選ぶことができますが、検査法によっては、有効性が認められていないものもあります。同時に、指定の方法以外で、がんの早期発見・早期治療の恩恵を得ることもあります。

たとえば市町村の乳がん検診では、現在、40歳以上の乳房X線検査（マンモグラフィ）は死亡率低下につながるとして推奨されますが、視診・触診は死亡率の低下につながっていないため、マンモグラフィと組み合わせて行うべきとされています。

表4-1　指針で定める市町村のがん検診

種類	検査項目	対象者	受診間隔
胃がん検診	問診に加え、胃部X線検査 または胃内視鏡検査のいずれか	50歳以上 ※当分の間、胃部X線検査については40歳以上に対し実施可	2年に1回 ※当分の間、胃部X線検査については年1回実施可
子宮頸がん検診	問診、視診、子宮頸部の細胞診 および内診	20歳以上	2年に1回
肺がん検診	質問（問診）、胸部X線検査 および喀痰細胞診	40歳以上	年1回
乳がん検診	問診および 乳房X線検査（マンモグラフィ） ※視診、触診は推奨しない	40歳以上	2年に1回
大腸がん検診	問診および便血潜検査	40歳以上	年1回

厚生労働省の「がん予防重点健康教育及びがん検診実施のための指針」

また、超音波（エコー）検査は、正確な評価ができるだけのデータがまだないこと、撮影技術・画像の読み取り技術が検査する人により違うといった問題から、いまは推奨されていません。しかし、超音波検査の得意な医療機関で、マンモグラフィと超音波検査を併せて行うことで、乳がんを早期発見し、早期治療が可能になることもあります。このように、個人で行う任意の検診で加えられた検診法が、早期発見につながることがあります。

しかし逆に、がん検診には次項に示すように、メリットだけでなくデメリットもあります。検診を多くすればよいということにはなりません。

がん検診のメリットとデメリット

がん検診の最大のメリットは、早期発見によりがん死亡率が減少すること、個人で見ればがんによる死亡のリスクが下がるということです。多くのがんは、早期発見・早期治療により、5年生存率、10年生存率が高くなります。また、がん検診で、「前がん状態」の病変を発見されることもあります。たとえば、子宮頸がんの前がん病変「異型上皮《いけいじょうひ》」や、大腸がんの前がん病変「大腸腺腫《せんしゅ》（ポリープ）」などです。これらは放置するとがんになることが知られており、前がん状態で治療することで、がんの予防が可能になります。

しかし、がん検診にはデメリットもあります。デメリットは他の病気の検診にもいえることですが、がんの場合は命にかかわってきます。がん検診の種類にもよりますが、どのがん検診にも共通する「偽陰性」「偽陽性」「過剰診断」についてみていきましょう。

「偽陰性」とは、がんがあるにもかかわらず、正しく診断されないこと、いわゆる「見逃し」です。検査の精度は100％ではありません。見つけにくい部位のがん、見つけにくい形のがんがあります。それが進行がんだった場合は、一度の検診での見逃しでも、症状が出たときには治療がむずかしい段階になっていることもあります。

「偽陽性」というのは、がんがないのに、がんがあるかもしれないと診断されることです。これは、みなさんの中にも経験者が多いのではないでしょうか。市町村の検診で「要精密検査」といわれ、精密検査を受けたら、がんではなかったというものです。いまの検診では、最初に「がんの疑いがある」とされ、精密検査を受けた人の95％以上は「がんではなかった」という診断結果になっています。この結果を受け、「がんでなくてよかった」と納得できる人もいるので、メリットということもできますが、「さんざん心配して損をした」とか、「むだに精密検査を受けさせられた」と思う人にとってはデメリットということになるでしょう。
また、精密検査を受けることによる副作用も見逃せません。不要なＣＴ検査で放射線を必要以上に浴びること（１５７頁）や、大腸内視鏡検査でポリープを切除したときに、大腸が傷ついた、あながが開いたという例もあります。

もう1つのデメリットに「過剰診断」の問題があります。がんと診断されたものの中には進行がんにならずに消えるものや、もともと良性の腫瘍で、放置しても命にかかわらないものもあると思われます。しかし、がんと診断され、検査や治療を受けることにより生まれる本人の心理面、身体面、経済面の負担はとても大きなものになります。いまの段階では、過剰診断を防ぐことはむずかしいため、どの検診をいつ受けるか、診断後のセカンドオピニオンを受けるかどうか、自分で決める必要があります。

がん検診と遺伝子検査

「遺伝子検査」と一口にいっても、種類がいくつかあります。ここでは、がん検診との違いということで、がん検診と遺伝子検査について簡単に説明します。

がん検診

症状がないけれど、がんにかかっていないかどうかを調べるものです。この検診で精密検査が必要とされたら、検査・診断を受けます。すでに症状があるときは、受診して、精密検査・診断を受けることになります。

これに対して、がんにかかわる遺伝子検査は、発症してから行うものと、主に発症前に行うものがあります。ここでは簡単にご紹介しますので、詳細は148頁以降を参照してください。

がんの発症後～治療方針を決めるために行う遺伝子検査

・がん細胞に特有の遺伝子変異があるかどうか、がんにかかっているかどうか、進行の度合はどのくらいかを知るための「体細胞遺伝子検査」（151頁）

・HPV（ヒトパピローマウイルス）感染による子宮頸がんのように、感染症が原因のがんについて、「病原体遺伝子検査」（148頁）により、原因となっている病原体の有無を調べることができます。実際は、病原体の有無はがん細胞を顕微鏡で見る病理検査でわかるため、がんの診断にはあまり使われません。（HPV－DNA検査については149頁）

がんの発症前〜がんにかかるリスクを知る遺伝子検査

・「遺伝性がん」の要因となる遺伝子変異をもっているかどうかを調べる検査（「遺伝学的検査」または「生殖細胞系列遺伝子検査」）（154頁）

がんにかかりやすいかどうかを知る遺伝子検査

4番目の検査として、インターネットや薬局などに広告を出している、医療機関を通さない「遺伝子検査」（DTC遺伝子検査＝Direct-to-Consumer Genetic Testing）があり、「がんや生活習慣病にかかりやすい体質かどうかがわかる」と宣伝されています（180頁）。しかし、これはあとで説明するように科学的な根拠に乏しく、がんのリスクを知る検査とはいえません。

遺伝子検査にはどんなものがあるか

遺伝子検査は大きく3つに分類されます（**表4―2**）。

①病原体遺伝子検査

ヒトや動物、細菌あるいはウイルスのような微生物など、生物の遺伝子は種によってそれぞれに特徴的な塩基配列をもっています。感染症にかかってしまった場合、患者さんの血液、体液、便、喀痰《かくたん》など、採取した材料から、どの病原体に感染しているかを調べることができます。これは、患者さん自身の遺伝子を検査するのでなく、ウイルスや細菌の遺伝子を調べています。この検査では、いつ感染したのかという時期を特定することはできませんが、遺伝子の量を調べることにより、感染症の程度や治療効果をはかり、治療に役立てることができます。

現在、医療機関で行われている遺伝子検査の中で、もっとも頻度の高いのがこの検査です。例として、インフルエンザウイルスの検査があります。通常はインフルエンザの場合、迅速検査キット（免疫クロマトグラフィー法）が使われ、５～15分ほどでA型、B型、どちらの型に感染しているかがわかります。しかしこの方法では「偽陽性」の場合があるため、重症のときは、より正確な検査として、ウイルスを増やして調べる遺伝子検査（６時間で結果が出る）やウイルス分離法（約１～２週間で結果が出る）が行われます。ほかの病原体では、B型肝炎ウイルス、C型肝炎ウイルス、ＨＩＶ、結核菌群の検査などがあります。

ところで、ウイルスや細菌の感染が原因とみられるがんもあり（**表4－3**）、これらについて、遺伝子検査で診断を行うことは可能です。しかし、わざわざ高額の遺伝子検査を行うことはなく、がん細胞（血液も含む）を採取して診断します。

感染が原因のがんは、「感染を予防すれば防げるがんである」とよくいわれます。その通りです。しかし、もし予防できなかったときでも、病原体遺伝子検査がより一般的になれば、がんの早期発見に役立てることができる日が来るかもしれません。

子宮頸がんのDNA検査とは？

子宮頸がんは20歳代から増え、30歳代、40歳

■ 表4-2　遺伝子検査の種類

病原体 遺伝子検査	血液、体液、便、喀痰など採取した材料から特定の病原体の特徴的な塩基配列が検出できれば病原体を同定できる。 また、その遺伝子の量を調べることにより、感染症の程度や治療効果を観測することができる。
体細胞 遺伝子検査	がんや白血病はその性質により多くの型に分類され、それぞれに治療方針が異なる。その型に特徴的な遺伝子変異がみられるものもあり、その変異を見つけることによって、治療方針を決めることができる。また、その変異をもつ細胞の量を測定することによって、治療効果を観測することができる。
生殖細胞系列 遺伝子検査 （遺伝学的検査）	近年、遺伝子工学技術の発達により、疾患や体質の原因遺伝子が見つかってきており、その遺伝子を調べることが可能となってきた（認知症、統合失調症、自閉症、うつ病　など）。 しかし、この検査結果は疾患や体質の遺伝にかかわるため、家族や社会との関係に対する考慮、倫理的な考慮が必要。 現在では、臨床遺伝学に習熟した専門医や遺伝カウンセラーと十分なカウンセリングを行った後に検査が実施される。

代に最も多くなるがんです。原因はＨＰＶ（ヒトパピローマウイルス）の感染で、性行為により人から人に感染します。感染はめずらしいことではなく、多くの人は一度は感染した経験があるとされ、無症状のまま、ウイルスは自然に排除されます。しかし、感染した人の１％未満の割合で、がんを発症します。

ＨＰＶのウイルスは１００種類以上あるといわれますが、がんになるのは16型、18型、31型など13種です。中でも16型と18型ウイルスから子宮頸がんになる人が最も多いといわれますが、まだ、詳しいことはわかっていません。

子宮頸がんの検査は、外子宮口という部位を綿棒かヘラでこすって、粘液を採取して検査する「細胞診」により行います。この検査で異常が見られたときは、さらに、コルポスコープ診（狙い組織診）、超音波（エコー）検査、ＣＴ・

■ 表 4-3 感染が原因のがんと病原体

肝がん（肝細胞がん）	Ｂ型・Ｃ型肝炎ウイルス
胃がん	ヘリコバクターピロリ
子宮頸がん	ヒトパピローマウイルス
成人Ｔ細胞白血病・リンパ腫	成人Ｔ細胞白血病ウイルス
など	

ＭＲＩ検査などが必要になります。

細胞診で、軽度～中度の異形成（前がん状態）の疑いがあると診断されたときは、上皮内細胞中のＨＰＶ－ＤＮＡ検査がすすめられます。この検査では、ウイルスのＤＮＡを検査することにより、高リスクのＨＰＶウイルスのどのタイプに感染しているかを知ることができます。これにより、前がん状態からの経過観察が可能になり、病変ががん化することがあれば、早期発見・早期治療が可能になります。すぐに治療を開始しないのは、ＨＰＶウイルスが消えることもあるからです。現在、ＨＰＶ－ＤＮＡ検査は、保険適用の対象になっています。

②体細胞遺伝子検査

体細胞遺伝子検査は、がんの確定診断や治療方針を決めることに役立ちます。

がん細胞（白血病、悪性リンパ腫を含む）は、正常な細胞の遺伝子が何回も傷つくことによって、遺伝子変異が起こり、発生するものです。がん細胞は、同じがんでも進行の早いもの、ゆっくり増殖するもの、悪性度の高いもの、低いものとさまざまあり、その性質により、多くの型に分類され、それぞれに治療法も違ってきます。そこで、がん細胞を採取して、遺伝子の塩基配列（25頁）を調べます。
いままでの検査では、医師や検査技師の技量や経験により見逃がされてしまったようながんでも、体細胞遺伝子検査なら、がん細胞に見られる遺伝子の異常が遺伝子情報として明確にあらわれます。

また、検査された人のがんのタイプがわかるため、治療効果が期待できる治療薬もわかります。とくに、以前は抗がん剤により、正常な細胞まで殺してしまうという副作用があり、治療が困難だった事例でも、より効果的な治療薬の選択が可能になったことは大きな前進です。ターゲットとなる遺伝子変異だけに作用する抗がん剤である分子標的治療薬を用いることによ

■ 表 4-4 保険が適用されるがんの遺伝子検査（2018年4月現在）

肺がん	*EGFR* 遺伝子検査 *ROS1* 融合遺伝子検査 *K-ras* 遺伝子検査
すい臓がん	*K-ras* 遺伝子検査
悪性骨軟部組織腫瘍	*EWS-Fli1* 遺伝子検査 *TLS-CHOP* 遺伝子検査 *SYT-SSX* 遺伝子検査
消化管間葉系腫瘍	*c-kit* 遺伝子検査
遺伝性非ポリポーシス性大腸がん	マイクロサテライト不安定性検査
悪性黒色腫	センチネルリンパ節生検に係る遺伝子検査 *BRAF* 遺伝子検査
大腸がん	*EGFR* 遺伝子検査 *RAS* 遺伝子検査 *K-ras* 遺伝子検査

一定の条件を満たす場合に指定の医療機関で保険適用になる

平成30年度診療報酬から、悪性腫瘍組織検査　遺伝子検査を抜粋。表記は原文ママ

り、患者さんのからだに負担の少ない治療が行えるようになったからです。

肺がんの治療では、がんの増殖にかかわるEGFR（上皮成長因子受容体）という遺伝子の変異と、ALK（未分化リンパ腫キナーゼ）融合遺伝子、ROS1融合遺伝子の有無を調べることにより、EGFRチロシンキナーゼを標的とした分子標的治療薬など、それぞれの変異に応じた分子標的治療薬の効果が期待できます。大腸がんでは、K-rasという遺伝子変異があるか、乳がんの患者さんの場合は、がん細胞の増殖にかかわるHER2たんぱく、あるいはHER2遺伝子を過剰にもっているかどうかを調べます。HER2型の場合、HER2を標的とした分子標的治療薬の効果が期待できます。これらの遺伝子の検査は現在、保険の適用になっています（**表4-4**）。

体細胞遺伝子検査は、前述のように、効果が見込まれる場合に行うことが大事です。いくらがん細胞を早期に発見しても、すぐに治療しなくてもよい場合や、より有効な治療法がない場合もあります。その検査がどのように患者さんの利益につながるか、説明を事前にしっかり聞くことをおすすめします。

③遺伝学的検査（生殖細胞系列遺伝子検査）

病原体やがん細胞の遺伝子の変異は、その細胞の中で起こっている現象ですから、子どもには遺伝しません。これに対して、その人が生まれつきもっている遺伝子を調べる検査のことを「遺伝学的検査」と呼んでいます。この遺伝子は子どもにも遺伝することから「生殖細胞系列遺伝子検査」ともいいます。

この検査は、前述の①②の検査や他の医療的な検査と比べても大きな違いがあります。それは、次の点です。

・遺伝学的検査の結果は、生涯、変わらない（不変性）
・遺伝学的検査の結果は、将来の病気の発症リスクを予見する（予測性）
・遺伝学的検査の結果は、自分だけでなく、親、兄弟姉妹、子どもにもかかわる（共有性）

この特徴をよく知り、検査を受けることが、ご本人にとって、将来にわたりどのような意味をもつのか、ご家族にとってどのような意味をもつのかを考えておく必要があります。

現在、遺伝学的検査では、遺伝性のがんに関連する遺伝子変異をもっているかどうか、さまざまな病気になりやすい体質に関連する遺伝子変異をもっているかどうかを調べることができます。

たとえば、遺伝性がんでは、遺伝性乳がん・卵巣がん症候群（ＨＢＯＣ）の原因遺伝子であることがわかっているＢＲＣＡ1または2という遺伝子、甲状腺がんなどの原因であることがわかっているＲＥＴという遺伝子などがあります。

また、現在では認知症、統合失調症、自閉症、うつ病など、多くの病気にかかわる遺伝子もあることがわかってきました。

しかしながら、この検査の結果は疾患や体質の遺伝にかかわるため、家族や社会との関係に対する考慮、倫理的な配慮が必要となります。検査の結果、予防、早期治療、効果的な治療が可能な場合は対処法を検討できますが、ハンチントン病のように、有効な治療法がまだない病気の遺伝子をもっているとわかった場合、本人の不安は広がるだけかもしれません。遺伝の可能性がある家族に、その事実を伝えるべきかどうか、大きな決断が迫られます。

そのため、検査を受ける前に、遺伝子診療部や遺伝相談外来で、遺伝学に習熟した専門医や認定遺伝カウンセラーによる十分なカウンセリングを受ける必要があります。

遺伝学的検査でわかる、他の病気

脊髄小脳変性症、家族性大腸腺腫症（ＡＰＣ）、家族性地中海熱、ウィルソン病、ＵＧＴ１Ａ１遺伝子多型、リンチ症候群などがあります。

放射線に弱いかどうかも遺伝子検査でわかる

がんの治療では標準治療として、放射線治療が行われています。しかし、近年、遺伝子検査の研究が進む中で、放射線の影響を強く受けやすく、放射線治療の副作用が大きい人と、放射線の影響を受けにくく、放射線治療の効果が低い人がいることがわかってきました。

放射線の影響を受けやすいかどうか（放射線感受性）は人によって違い、前者は「放射線感受性」が高いために起こり、後者は「放射線感受性」が低いために起こります。こうした情報があれば、放射線治療を受けるかどうかなどの判断材料とすることができます。

がんの治療では、ＣＴ検査によるフォローアップもよく行われています。ＣＴ検査とはＸ線で内臓の断層写真を撮影して、コンピュータを用いて処理し、がんなどの病変を見つける検査ですが、そもそも、CT検査では1回の検査で大量の放射線を被曝するため、それによって発がんする確率は1万人中5人と推定されています。この数字を高いととるか低いととるかは人それぞれですが、日本ではCT検査が諸外国と比べ異常に多く行われ、世界最大の医療被曝国であるといわれています。フォローアップの検査でも被曝量は変わりません。

このような状態に加え、放射線感受性の高い遺伝子をもつ人たちが100人に2~3人程度の割合でいることが、専門家の間では知られてきました。最近ではその研究が進み、DNA修復遺伝子に変異を有する遺伝病の患者さんや保因者は、放射線感受性が高いこともわかってきました。放射線感受性にかかわる遺伝子は複数あり、複合的に影響を与えています。なかでも、「TP53」という遺伝子に変異がある「リー・フラウメニ症候群」の患者さんには、放射線治療は絶対に行ってはいけない(禁忌)とされています。

以前は、検査方法がない中でこの問題を取り上げるのは、不安だけを煽ることになると思い、発言を控えていましたが、検査が可能になっている現在、このような検査を受ける選択肢もあることを多くの方に知っていただきたいと思います。

多因子疾患の遺伝子検査

環境要因と遺伝要因とが合わさって発症する病気のことを、「多因子疾患」といいます。がん、糖尿病、高血圧、リウマチ、痛風、脂質異常症など、ほとんどの生活習慣病は多因子疾患です。

これらの病気になりやすいかどうかを調べるために行うのが、易罹患性《いりかんせい》検査としての「遺伝子検査」で、前出の③遺伝学的検査にあたります。

この検査は、あとで出てくるDTC遺伝子検査（160頁）とは違い、遺伝子の全体を対象にして行う検査ですから、科学的な根拠がないわけではありませんが、たいていは低いレベルの根拠です。また、遺伝要因がどのくらいのウエイトを占めているのか、環境要因と病気はどう関係するのかなど、すべてが明らかになっているわけではないことから、検査結果をどう解釈するかは大変むずかしいといえます。

しかし、ある病気になりやすいということがわかっていれば、そうならないような生活を心がけ、予防する、定期健診の項目に心配な病気の検査を加え、早期発見に心がけるというかたちで、検査結果を生かすことができます。また、きょうだいや子どもにも同じ病気のリスクがあるかもしれないということを伝え、注意を促すこともできます。

DNA鑑定とは？

少し前の話になりますが、芸能人のOさんが自分の息子さんと自分が本当に血のつながった親子かどうか、「DNA鑑定」を行ったということが話題になっていました。犯罪捜査によく登場するのも、同じ「DNA鑑定」です。これも遺伝子検査の1つです。

ここでDNA鑑定についても、簡単に説明します。

DNA鑑定は、昔は正確性を欠いたため、犯罪捜査に使われても確定的な証拠にならなかったのですが、解析技術の進歩で、いまではたばこに付着したほんの少しの唾液や短い毛髪から、細胞が1つでも得られれば、解析が可能なところまで来ているといわれています。

2つのヒトDNAが同一かを知るには、理論的には、それぞれのDNAの全塩基配列を調べ、次にその塩基配列を比較して違いを調べ、2つのDNA間で違いがまったくなければ同一、違いが1

つでもあれば同一でない、ということになります。しかし、ヒトのゲノムは30億対の塩基から構成されていて、これらを全部調べるのはコストがかかりすぎます。そこで、遺伝子を増幅（コピーして増やす）し、個人差の見られやすい塩基配列部分を比べます。もし、２つのＤＮＡが一致したとしたら、他人の間で偶然一致するのは１０００兆分の１の確率とされているので、これは同一人物のものと判断できます。

親子の鑑定の場合は、親子や血縁者の塩基配列に共通する部分を調べて、鑑定します。

ネットで宣伝されている遺伝子検査はどこまで信頼できるのか？

ＤＴＣ遺伝子検査とは？

最近は、インターネットや薬局、コンビニなどで受け付けている「遺伝子検査」もあります。これは、唾液などを採取して検査会社に送るものです。パンフレットなどを読むと、自宅に居ながらにして、生まれつきもっている遺伝子の特徴から、病気のリスクや体質を調べることができると書いてあります。料金は2～3万円のものが多いようです。

この検査で、高血圧になりやすいと判定されたとしても、必ず高血圧になると予測しているわけではなく、リスクが高いという意味です。もし、高血圧になりやすい人のグループと、なりにくい人のグループにわけた場合、「あなたは高血圧になりやすいグループに属する確率が高いですよ」ということがわかります。そしてこの検査で得られた情報は、一生変わらず、子どもがいれば子どもにも2分の1の確率で遺伝します。

このような検査サービスを、日本では一般に「遺伝子検査」と呼んでいますが、米国では、この検査はＤＴＣ（Direct-to-Consumer Genetic Testing／消費者に直接検査結果を提供する遺伝子検査サービスの意味）と呼び、日本で「遺伝学的検査」と呼んでいる遺伝子の検査「Genetic Testing」とは区別しています。米国では、ＤＴＣサービスを行っている会社に対するＦＤＡ（アメリカ食品医薬品局）の規制が強くなり、いくつかの会社がＤＴＣ事業を中止したことが知られています。

ＤＴＣはなぜ「占い」とか「おみくじ」と呼ばれるのか？

ＤＴＣは遺伝子そのものを検査しているわけではありません。消費者が送った唾液や口の中の粘膜の細胞から、DNAを取り出し、DNAチップと呼ばれる分析器を用いて、遺伝子の中から、病気や体質に関係するSNP※（スニップ）があるかどうか調べるものです。

SNPのタイプから病気のリスクや体質を知るDTCの検査は、特定の病気の原因となる遺伝子の有無を調べる「遺伝学的検査」とは違い、精度の低さが問題です。

日本で行われているDTCの検査を複数受けたところ、会社によって違う検査結果だったという話もよく聞きます。そのため、遺伝の専門医の間では、DTCは「占い」とか「おみくじ」と呼ばれているのです。だからといって、DTCの会社がすべてインチキだというつもりはありません。もし、DTCの検査を受けたいなら、DTCとはそういうものだということを理解したうえで、活用する必要があるということです。

※SNP：single nucleotide polymorphism＝一塩基多型
DNAの中で、たくさん並んでいる4つの塩基の配列のうち、1カ所だけが異なっているものをSNP（一塩基多型）という。

なぜ、遺伝子そのものを検査せずにSNPを使うのか？

そもそも、がんを含む生活習慣病などの病気は、複数の遺伝子が絡み合って影響し合っているのに加え、環境要因が大きく影響するため、原因となる遺伝子が特定できないからです。

病気と強く関係していると判明したSNPは「マーカー」とも呼ばれます。このマーカーは病気の遺伝子の近くにあるであろうと思われるのですが、現時点では病気とどのくらい関係があるのかという科学的根拠はあまりないのが実情です。

この検査は、遺伝子のすべての領域の塩基配列を解明して生活習慣病などのリスクを調べる「易《い》罹患性《りかんせい》検査」とは全く違います。DTCはあくまでもSNPの検査であり、そもそもSNPが遺伝子上になかったりするため、それを「遺伝子検査」と呼ぶのは間違いですから、呼称を変更していただきたいと思っています。

新型出生前診断（NIPT）

母体から採取した血液を検査することで、胎児の染色体異常を調べる検査のことを「新型出生前《しゅっしょうぜん》診断」といいます。正式な名前は、「無侵襲的《むしんしゅうてき》出生前遺伝学的検査」、英語では Non-invasive

Prenatal Genetic Testingというため、頭文字をとって、「NIPT《エヌアイピーティー》」と呼ぶことも多くなっています。

妊婦さんが高齢になると、染色体異常の赤ちゃんを出産する確率が高まることがわかっており、近年の高齢妊娠の増加に伴って、お腹の赤ちゃんの健康状態を早く知りたいという人が増えています。また、妊婦健診のときに、超音波（エコー）検査で赤ちゃんの染色体異常の可能性が見つかることもあります。

これまでの検査法

以前は、このようなときに、妊婦さんの血液を少量採取し、血液中の成分の濃度を調べることで、お腹の赤ちゃんに染色体異常がないかを調べる「母体血清マーカーテスト」が行われてきました。母体血清マーカーテストには血液成分を4種類調べるクワトロテストと3種類調べるトリプルマーカーテストがあり、染色体異常が原因となる次の3つの病気の可能性を調べることができます。

・21トリソミー（ダウン症候群）…言語機能、運動能力の発達の遅れ、心臓などの病気の合併症がある
・18トリソミー（エドワーズ症候群）…成長の遅れや心疾患がある

・開放性神経管奇形（二分脊椎症、無脳症）…「二分脊椎症」があると、運動障害や歩行障害が起こりやすい。「無脳症」の場合、流産や死産の確率が高い

しかし、わかるのは、あくまで病気の確率です。この検査は妊娠15週〜16週にならないと受けられず、検査を受けた場合でも精度は70〜80％と低いため、確定診断のためには羊水検査や絨毛《じゅうもう》検査という別の検査が必要になります。

確定診断のための羊水検査は妊婦さんのお腹に針を刺して、羊水を調べるという負担の大きなもので、検査には0・3％の流産の危険を伴います。絨毛《じゅうもう》検査は子宮頸部にカテーテルを挿入して、赤ちゃんの細胞に由来する組織を子宮から採取して行う検査ですが、これも1％の流産の危険があります。

新型出生前診断（NIPT）でわかること

これに対して、「新型出生前診断」は新しい検査方法で、妊娠10週以降、母親の血液を採取するだけで、胎児の染色体異常を母体血清マーカーよりも高い精度で検出できます。妊婦の血液中には、胎盤に由来するDNAの断片が含まれていることがわかり、高速でDNAの塩基配列を読む研究装

置を用いることによって、胎児の染色体数の異常を検出する、という仕組みです。

この検査でわかるのは次の3つの染色体異常で、母体血清マーカーと比べ、精度が高くなっています。

・21トリソミー（ダウン症候群）…感度（胎児が21トリソミーであるときに検査陽性となる確率）は99・1％、特異度（胎児が21トリソミーでないときに検査陰性となる確率）は99・9％。
・18トリソミー（エドワーズ症候群）…感度100％、特異度99・6％
・13トリソミー（パトー症候群／全身にわたる成長不全、複数の内臓疾患、重篤な心臓疾患などがある）…感度91・7％、特異度99・1％

なぜ確定診断が必要なのか

新型出生前検査は、胎盤に由来する成分を調べるもので、胎児の細胞を調べているわけではありません。したがって、感度や特異度が99％以上と聞くと、非常に精度の高い検査だと思われますが、100％ではありません。そのため、確定診断には、やはり羊水検査または絨毛検査が必要になります。

なぜ確定診断が必要なのかを知るには、もう1つの精度の見方として、病気の頻度と、「陽性的中率」（検査で陽性と判定された場合に、真の陽性である確率のこと）を併せて見ると、わかりやすいかもしれません。

病気の頻度から見ると、頻度の低い病気、つまりめずらしい病気ほど、妊婦の年齢によって陽性的中率が異なってきます。

たとえば、妊婦が45歳だと、ダウン症の赤ちゃんが生まれる確率は16人に1人（6・25％）で、陽性的中率は98・5％ですが、妊婦が35歳では赤ちゃんがダウン症の確率は249人に1人（0・4％）で、陽性的中率は80％です。つまり、45歳の場合は、100人中1・5人の人が「検査結果が陽性でも赤ちゃんはダウン症ではない」けれど、35歳では100人中20人の人は、「検査結果が陽性でも赤ちゃんはダウン症ではない」ということになります。ただし、米国で出た論文では陽性的中率は年齢により変化しないとされており、議論のあるところです。

もっとめずらしい13トリソミー（パトー症候群）では、35歳の妊婦で陽性的中率が10・5％ということですから、およそ9割の人は、検査で陽性という結果が出ても、実際に生まれる赤ちゃんは13トリソミーでないということになります。

新型出生前診断についての私の見解

新型出生前診断は、日本では２０１３年4月から、日本医学会が認定した15の医療機関で、「臨床研究」（母体血中 cell-free DNA を用いた無侵襲的出生前遺伝学的検査の臨床研究）として始まりました。その後、認可施設が増え、臨床研究参加施設が増えましたが、２０１８年2月14日付朝日新聞によると、「日本産科婦人科学会（日産婦）は、厳しい倫理審査などが必要な臨床研究を終了し、手続きなどが簡単な一般診療として認める方針を固めた」ということです。２０１７年9月までに、新型出生前診断を受けた妊婦は約5万1千人ということですが、これまでの発表では、毎年、ダウン症などの染色体異常と診断され、確定診断で染色体異常が認められた妊婦のうち、約95％が人工妊娠中絶に進んでいます。

しかし、まだ新指針は出されておらず（２０１８年5月15日現在）、日本産科婦人科学会などで決めた従来の、「母体血を用いた新しい出生前遺伝学的検査に関する指針」では、検査を受けるには、以下のうちどれか1つの条件を満たしている必要があるとしてきました。

・胎児超音波スクリーニング検査または母体血清マーカーテストで、胎児の染色体の数に異常があ

る可能性が指摘されている
・過去に染色体の数に異常がある赤ちゃんを妊娠したことがある
・高齢妊娠である
・両親のどちらかに均衡型ロバートソン転座という染色体異常があり、胎児が13トリソミーまたは21トリソミーである可能性が指摘されている

これらのうち、いずれかの条件を満たしたうえで、事前に遺伝カウンセリングを受け、検査について十分理解した人に限り新型出生前診断を受けることができる、ということになっています。

私は学会の「指針」に全面的に反対するつもりはありません。検査は慎重に行われるべきであると思います。しかし、検査を受け、確定診断後に人工妊娠中絶した女性が、その後、うつ状態になるなどの問題も出ています。また、認定施設で検査を受けたいと希望しても、断られたという妊婦からの相談が増えてきました。

そのような状態を聞くにつけ、臨床遺伝専門医の自分が、希望する妊婦への検査を前提にした遺伝カウンセリングを実施すべきではないか、と考えるようになり、海外の検査機関と提携して新型出生前検査を始めることにしました。

相談の中には、耳を疑うものが多くありました。産婦人科で、「うちで出産しないなら検査はしません」といわれた人がいました。放射線科が、「がんが見つかったら自分のところで放射線治療を受けること、そうじゃなければCT検査はしてあげない」といったらどうなるでしょうか。「中絶もできないくせに、検査をするな」という批判も当クリニックに寄せられます。産婦人科の閉鎖性にはあきれてしまいます。産婦人科でないからこそ、中立的な立場で相談を受けられるのだと思いますが。また、検査の厳しい適用条件に当てはまらず出産予定日に34歳と11カ月なので、高齢出産（35歳以上）ではないからと、検査を断られた人もいます。一方、認定施設かどうかにかかわらず、検査結果を郵便で通知するような医療施設もあり、陽性の人は大変混乱してしまいます。

検査を受けたい人は私を見て考えてほしい

私が希少常染色体優性遺伝性疾患の患者であることはお話ししました。骨格異常があるので隠せません。だから、私を見て考えてほしいのです。

新型出生前検査などの出生前診断は、もっと技術が進めば、今のように胎児の染色体の数の異常だけではなく、質的異常、つまり何の病気をもって生まれてくる子なのかということがわかるようになるでしょう。そんな日も遠くありません。一部はすでに実用化されています。

そうすると、私はそういう時代にもしも母親の子宮に着床していたら、中絶されて生まれてこられなかったかもしれません。一度、「もしそうだとしても産んでくれたの？」と母に聞いてみたことがありますが、認知症が進行した母にはその意味が理解できず、まともな答えは返ってきませんでした。父も亡くなりましたので聞けません。出生前診断に向き合う私は複雑な思いをもっています。

だからといって、母に対して「絶対産んでくれ」と強制することはできません。私は生まれてからこのかた、一秒も正常だったことはありません。骨格異常がある疾患なので、個体発生の時点で私の異常は完成しており、子どものころから体が小さく、「人形」というあだ名をつけられていました。

この病気についてちゃんと知っていれば、おそらく結婚という問題にもハンディキャップを感じ躊躇《ちゅうちょ》したことでしょう。私の病気は、インプリンティングという現象があり、父親から病的遺伝子をもらうのと、母親からもらうのとでは症状が異なり、父から病気をもらった私は軽度で知的障害はありませんでしたが、病気が私の子どもに伝達すると、重症型になることがわかっているからです。

ところが、私は医師免許を取り、結婚もして、３回も出産しました。夫は私の疾患を知っていました。知らなかったとはいえ、向き合っていなかったのは私本人だけ。本人が自分の疾患に向き合ったのは、臨床遺伝専門医の資格を取ろうとして専門医修練コースに進んでからです。

もうとっくに子どもたちも大きくなっていました。それでは、私はこんな病気の遺伝子をもって生まれてきて不幸でしょうか？　私はたくさんの人たちに気にしてもらって、大事にされて生きています。幸せだと思っています。

障害は不幸なことではない

検査を受けたいという人たちに、私はまず問いかけます。

幸せになるかどうかは、病気かどうかや障害があるかどうかでは決まりません。幸せかどうかは本人の心が決めるのです。お金があっても権力があっても幸せは買えません。

それに、望んだとおりの人生を歩める人なんて世の中にはいません。望んだとおりの人生を歩んだとしても幸せとは限りません。

完璧な遺伝子なんてないんです。私を見て、話を聞いて、そしてあなたが決めてください。

もしも陽性になっても、もしも染色体の数に異常があるとわかっても、その子の可能性を信じて産むという選択もある。もちろん産まないという選択もある。その決定に私が口を出す権利はありません。自己決定権はあくまでもあなたのものなのですから。

とにかく私を見てほしい。そして、私を見て考えてほしいのです。命とは何か、生きるとは何か、幸せとは何かと。

社会の問題として考えるべき

新型出生前検査の相談に来る患者さん、ご夫婦の多くは、高齢出産が多く、親も高齢化しているため、昔のように親に子育てを助けてもらえないという現実があります。子育てと親(4人の親です)の介護が重なると心配する人もいます。子どもを産んでも保育園に入れられないという中で、日本の子育て環境は本当に厳しいと思います。

もし高齢出産で産んだ子どもに障害があった場合、その子を残して死ぬことになるのではないか、そんなことはできないという気持ちもよく聞きます。だから、産むかどうかを悩むわけです。

これは、その方たちが悪いとか、障害者への差別意識があるからだと一方的に非難すべき問題ではないと思います。社会に問題があるのです。障害のある子が生まれても社会全体が安心して受けとめますよ、という体制はつくられていません。社会のサポート体制を整えることをしないで、新型出生前検査だけを制限するのは間違っていると思います。

いま、母体保護法の14条第1項（人工妊娠中絶を行うことができる根拠を示している）に基づいて中絶する人は年間約17万人います。その中には、検査は受けていなくても、高齢のため、出産をあきらめる人もいると思います。その人たちはほとんど非難されないのに、その中で、新型出生前検査を受けた後、中絶に至る人だけが冷たい目で見られています。一生懸命に不妊治療して、やっと妊娠したけれどダウン症だとわかり、悩んだ末に最終的に中絶を決断する。そんな人だけが非難される事態は、やはりおかしいと思います。

障害があっても安心して幸せに暮らしている人たちもたくさんいます。病気についての正しい知識とともに、そうした制度やサポート体制、教育支援などに関する情報提供をきちんと行い、そのうえで、本人が自己決定できるように助けることが専門医の仕事だと考えています。法的な整備も含め、もっともっと、当事者（女性も先天性障害のある人も）の声が反映されるようにしていくことが大切ではないでしょうか。

当クリニックが行っている遺伝学的検査

当クリニックは、早い時期から海外の検査機関と契約し、複数の病気関連遺伝子を網羅的に検査する体制をとっています。それは、最近日本国内でも取り組まれている「次世代シークエンサー」による多重遺伝子パネル検査です。これにより、疾患ごとに、罹患していないかどうか、その悪性度、進行度はどうか、発症リスクはどのくらいか、治療に適する薬剤はあるか、などがわかります。

一人ひとりの相談者のニーズをよく聞き、きめ細かく応えるだけでなく、検査後の説明、必要な精密検査の推奨、提携病院へのご紹介など、フォローアップを徹底して行っています。相談者のプライバシー保護はもちろん遵守されます。

遺伝性乳がん・卵巣がん症候群（HBOC）の遺伝学的検査

「母親やおば、姉妹の中に、乳がんにかかった人がいる、自分も乳がんにかかるリスクはあるのではないか」といった相談については、臨床遺伝専門医が遺伝相談を受けます。わかる範囲で身内の方のがんの種類、発症年齢などをお聞きし、どのくらいのリスクがあるかを推定します。遺伝性乳がん・卵巣がん症候群（HBOC）の発症リスクについて検査を受けたい方には、必要な遺伝子検査パネルを提供しています。

一般に、遺伝性乳がん・卵巣がん症候群の検査には、「BRCA1とBRCA2遺伝子」変異の検査をする医療機関が多いと思いますが、その2種類が「陰性」であれば、安心というわけではありません。現在までに、乳がん・卵巣がんに関連する遺伝子では、16の乳がん関連遺伝子を含む21の遺伝子が関係していることがわかっていますので、それらを網羅的に一度に検査することも可能です。

料金は、「BRCA1とBRCA2遺伝子」検査のみで、12万円（相談料を含む、消費税別）、網羅的な検査は18万円（相談料を含む、消費税別）です（2018年6月時点）。

易罹患性《いりかんせい》検査

「その病気にかかりやすいかどうか」を知りたい方、遺伝要因と環境要因が合わさって発症する病気である多因子疾患についても、遺伝要因の検査が可能です。

［対象となる病気］

高血圧症、糖尿病、アルツハイマー病、パーキンソン病、アレルギー疾患、認知症、統合失調症、自閉症、うつ病　など

料金：検査内容により異なる

新型出生前診断（NIPT）

検査を希望される方には、まず、臨床遺伝専門医による遺伝カウンセリングを受けていただきます。妊婦さんご本人であれば、年齢、妊娠何週目、カップルでのご相談など、相談される方の条件はありませんが、人工妊娠中絶を目的としたご相談は受けつけておりません。母体の利益と、ものいえぬ胎児の利益のどちらも重要だと考えるからです。また、この検査は、先天性異常がすべて調べられるものではなく、3種類の異常と性別、ターナー症候群などの染色体の異常について調べるものです。高い精度で調べることができますが、確定診断ではありません。

費用は総額で17万円（消費税別、2018年6月時点）。これは採血・検体輸送費・遺伝カウンセリング・検査説明費用などを含めた金額です。検査結果がわかるまでに3週間くらいかかる施設が多いようですが、当クリニックは7〜9日でわかります。万一、陽性だった場合は、確定診断（羊

水検査）を受けていただくための紹介状を作成します。

これらの検査および遺伝カウンセリングはすべて予約制です。詳細は、当クリニックのホームページをご参照ください。

遺伝子検査の結果は家族に伝えるべき？

遺伝子に不変性、予測性、共有性があるということは前に述べました。したがって、遺伝子検査を受けた結果、得られる情報は、兄弟姉妹、お子さんにも関係のある情報です。

もし、がんになるリスクを調べて自分のリスクが高いとわかった場合、だれもがそのことを関係のある親族に知らせるのが当然と思うわけではありません。その人との人間関係によって、また相手の性格や年齢、生活の状況によっても違ってくるかもしれません。その情報を知ることがその人の精神的負担になる可能性も考慮しなければなりません。

日本医学会の「医療における遺伝学的検査・診断に関するガイドライン」では、これについて、次のように慎重な態度をとっており、私も同意見です。

・遺伝学的検査で得られた個人の遺伝情報は、すべての医療情報と同様に、守秘義務の対象であり、被検者の了解なく血縁者を含む第三者に開示すべきではない。

・被検者の診断結果が血縁者の健康管理に役立ち、その情報なしには有効な予防や治療に結びつけることができないと考えられる場合には、血縁者等に開示することも考慮される。その際、被検者本人の同意を得たのちに血縁者等に開示することが原則である。例外的に、被検者の同意が得られない状況下であっても血縁者の不利益を防止する観点から血縁者等への結果開示を考慮する場合がありうる。この場合の血縁者等への開示については、担当する医師の単独の判断ではなく、当該医療機関の倫理委員会に諮《はか》るなどの対応が必要である。

また、「知る権利」とともに「知らずにいる権利」もあります。それぞれに、その人の権利は守られなければいけないと思います。

遺伝子検査を受ける場合は、検査を受けることの利益と不利益を、自分にとってだけでなく、遺伝子を共有する人についても考えたうえで、結果を知らせるかどうか、判断してほしいと思います。

子どもの遺伝子検査、勝手にしてもいいの?

インターネットでは、「子どものもつ隠れた才能や性格がわかる遺伝子検査をしてみよう」という「遺伝子検査」の宣伝が多数見受けられます。

これは、知力、身体能力、感性などに関係するといわれる遺伝子の有無を調べるものですが、これらの遺伝子の検査で本当に子どもの能力がわかるという根拠はどこにも書いてありません。「絵が得意」だとか、「走るのが速いはず」と決めつけられた子どもはたまりません。その子の成長に良い影響を与えるとは思えません。このような検査で子どもの才能を測ろうとする前に、親としてできることはたくさんあると思います。

また、未成年者の検査についても、本人の理解を得るために努力するということが必要でしょう。

日本の法律でプライバシーは守れる?

国際的には、遺伝情報は個人の特定や、差別の対象になり得ることから、法的に規定があります。ゲノム情報に基づく差別の禁止にかかわる国際的規範としては、ユネスコ（国連教育科学文化機関）による「ヒトゲノムと人権に関する世界宣言」（1997年）、「ヒト遺伝情報に関する国際宣言」（2003年）等で、遺伝的特徴に基づいた差別の禁止などがうたわれています。

国別では、米国では人種、年齢、障害等の種々の差別を禁止する法制に加え、2008年に遺伝情報の保護に特化した連邦法として「遺伝情報差別禁止法」が成立しています。この法律では、雇用分野で事業者が遺伝情報を取得してはいけないことや、医療保険分野において遺伝情報に基づく加入制限・保険料調整などは原則的に禁止されています。生命保険については、一部は州法で認められるものがあります。

欧州では、EU基本権憲章（2000年）などで「遺伝的特徴等による差別の禁止」が規定されていますが、加盟国内には、それぞれ別の法律があります。仏、独、韓国でも、遺伝的特徴に基づく差別は禁止されています。

日本では厚生労働省の「ゲノム情報を用いた医療等の実用化推進タスクフォース」が、2016年10月19日、「ゲノム医療等の実現・発展のための具体的方策について」という報告書を出しました。

報告書によると、日本には遺伝学的特徴に基づく差別を直接禁止する法的規制は存在しませんが、ゲノム情報を含む医療情報の取扱いは個人情報保護法や、すでにある日本医学会の「医療における遺伝学的検査・診断に関するガイドライン」などに明記されている「医療従事者の守秘義務」などで十分対応できるというまとめになっています。

ところで、ゲノムのデータとはＤＮＡの塩基配列全部のことですが、それが差別や個人情報の漏えいにつながるのは、データと名前や住所、病気などが関連付けられて記録されている場合です。医学の研究においては、ゲノムデータは個人とつながらないものとして扱われることもあります。米国で進められているゲノム医療計画も、病気の治療にゲノムデータを生かそうとしています。

遺伝子検査などで得た遺伝子情報は、個人情報として保護しなければなりませんが、個人が特定できない形でのゲノムデータの活用には、私は反対しません。むしろ、積極的に研究することで、少なくとも、遺伝性の病気の発症年齢、病気の重篤度、治療法の有無など、遺伝性の病気の解明につながると思います。

コラム

海外の新型出生前診断（ＮＩＰＴ）

英国も米国も一般の中絶には賛否の対立がありますが、選択的中絶の権利には寛容で、神経管欠損症やダウン症のスクリーニングについては、母体血清マーカーテストなどにより積極的に行われてきました。

新型出生前診断も、受けたい人が受けられます。年齢制限もありませんが、費用は15万円ほどで、自己負担です。自己決定する権利は当事者にあり、医師ができるのは、正しい情報を余すことなく提供して、自己決定してもらうことであるという風潮があります。

英国ではダウン症候群の早期診断スクリーニング事業が実施されており、２００４年以降は全妊婦が出生前検査を受けるように求められています。費用は全額国が負担しますが、この場合はトリプルマーカーテストといって、３つの成分を測定する検査です。

米国の場合、基本的には出生前診断は当然受けるものとされています。州政府が補助を出している場合、２００ドル程度で検査を受けられるようです。保険に入っていればさらに自己負担は減り、実質自己負担ゼロの場合もあるそうです。

染色体異常のある赤ちゃんを出産した場合、赤ちゃんの病気についての説明と、受けられるサポートの紹介があります。その結果、米国ではダウン症とわかっても中絶する女性の割合は60％台といわれています。

患者さんエピソード

手術支援ロボットについて、セカンドオピニオンを求めたDさん

数年前、当クリニックでの話です。

子宮体がんの診断を受け、「手術は可能だが、抗がん剤の治療も必要だ。ダヴィンチ（手術支援ロボット）で手術するなら保険適用がないので200万円。そうでない場合は、大きく開腹する手術になる」といわれた50歳代の女性Dさん。

「手術日も決まっているけれど、心の整理がつかない」といって、セカンドオピニオン外来に来られました。

「手術はしたくないけれど、家族は手術してほしいという。200万円も、払えないわけではない。でも、どんな手術かろくに説明もせずに、いきなり200万円という話ばかりされ、こんなところで手術を受けていいのかと疑問に思う」など、いろいろなことを話されました。

私は「気持ちの整理ができないなかで畳みかけるように話を進めた医師のことは、同じ医師として大変申し訳なく思います。今後、医師のコミュニケーションスキルの向上に取り組まねばならないと思います」と言いました。

そして、「手術してがんを取り切れるのであれば、子宮を取るのが好ましい」ということを最初にお伝えしました。

「生命よりも子宮が大事です、と宣言するなら、それはそれで違う選択肢を共に探ることになりますが、そこまでの覚悟ではないということであれば、その状態に対する最高の治療という意味の標準治療としては、手術になるでしょう。手術したら死なないとお約束することはできませんが、治したいということなら、それに対して一番確率が高い治療方法を選択する、ということになります。どんな治療にもいい点悪い点があるので、こちらがこれにしなさいと決めてお伝えするものではありません。私たちがすべきことは、患者さんが自分の意志で選択できるように、正確な情報を余すことなくお伝えすることです。そのうえで、選ぶのはご自身なのですよ」と話しました。

この患者さんは、何日かにわたりお話しするうちに、だんだんと気持ちの整理がついて、ダヴィンチによる手術を受けました。

それにしても、その施設はダヴィンチ手術をする症例が多いと聞いていたのですが、いきなりその話では躊躇《ちゅうちょ》しますよね。

「ほかの選択肢はないんですか?」

この簡単な質問をするために、私のところに来る人たちがいる限り、私と話して落ち着いて治療と向き合えるようになるのならば、セカンドオピニオン外来をやってよかったと思います。

ちなみに、ダヴィンチを用いたロボット支援下内視鏡手術は、その時点では「腎臓がん」「前立腺がん」でしか保険適用されていなかったのですが、2018年度の診療報酬改定で、一挙に12件が保険適用になりました。そのうちの2つが「腹腔鏡下子宮悪性腫瘍手術（子宮体がんに限る）」「腹腔鏡下膣式子宮全摘術」という子宮の手術です。

今まで、ダヴィンチについては、厚生労働省はまず「先進医療」としての使用を認め、既存の技術と比較して優越性が高いという科学的根拠が確立された手術について保険適用を認めていたのですが、日経デジタルヘルス　デジタルヘルス・インサイド（2018年1月31日付）によると、今回はその手順が踏まれなかったということです。

「患者のニーズが高い」などの理由が挙げられていますが、本当にそれだけの理由でしょうか。優越性を示す科学的根拠がないということを、患者さんにどう説明するのか、これからのことがとても心配です。

第5章

よくある質問
（患者さんからの素朴な質問に答える）

Q1

祖母、母親が乳がんで死亡しました。
私もがんになる確率はどれくらいでしょうか。
どんな検査でわかりますか?

A1

乳がんには遺伝性のものと、環境によって発症するものがあります。遺伝性の乳がんは、「遺伝性乳がん・卵巣がん症候群」といい、卵巣がんを発症する可能性もあります。このがんは、乳がんの患者さん全体の5~10%といわれていますが、それに当てはまるかどうかを調べるためには、専門医の診断を受ける必要があります。

診断に先立ち、まず調べてほしいことは、近親者にがんの人がどのくらいいるかということです。次のような人はいますか?

・50歳以下で乳がんにかかった人が1人以上いる
・上皮性卵巣がん(卵巣の周りの細胞にできるがん)にかかった人が1人以上いる
・乳がんとすい臓がんの両方にかかった人、乳がんまたはすい臓がんのどちらかにかかった人が2人以上いる

・乳がんとそれ以外のがんの両方にかかった人がいる

ここでいう近親者には、第1度近親者（父母、きょうだい、子ども）、第2度近親者（祖父母、おじ、おば、おい、めい、孫）、第3度近親者（曾祖父母、大おじ、大おば、いとこなど）までが含まれます。わかる範囲で調べてください。このような人がいる場合は、遺伝性乳がんを発症しやすいタイプといえます。

遺伝性乳がん・卵巣がん症候群を発症する可能性がどのくらいあるかを知るためには、「BRCA1」または「BRCA2」という遺伝子の変異があるかどうかを調べる遺伝子検査があります。この検査により、遺伝性乳がん・卵巣がん症候群にかかるリスクが高いかどうかを見ることができます。しかし、この遺伝子の変異をもっていても全員が乳がんや卵巣がんを発症するわけではなく、一生がんを発症しない人もいます。この検査は現在、保険の適用になっていませんので、費用は12万円（当クリニックの場合）～25万円（他施設の場合）かかります。

乳がんにかかる90％以上の方は、遺伝性でない乳がんで、環境に原因があります。環境といっても、紫外線や排気ガス、放射線などの環境だけを指すのではなく、喫煙、食べ物、生活習慣など、遺伝以外のあらゆる要因を指します。

乳がんは早期発見すれば90％は治るがんです。40歳を過ぎたら、毎年、乳がん検診を受けることが大切です。遺伝性乳がんのリスクが少ないとわかっても、検査を受けるようにしてください。

Q2 自分が卵巣がんになりました。娘に遺伝しますか？ 息子には？

A2

卵巣がんが遺伝性かどうかを調べるためには、遺伝性乳がん・卵巣がん症候群の原因遺伝子（ＢＲＣＡ１、ＢＲＣＡ２）の変異があるかどうか、大腸がんの一種でリンチ症候群の原因遺伝子（ＭＳＨ２やＭＬＨ１）の変異があるかどうかを調べる遺伝子検査を行うことが有効です。これらの原因遺伝子は、女性だけでなく男性にも遺伝するため、娘さんには卵巣がん、乳がん、すい臓がん、大腸がん、息子さんには前立腺がん、乳がん（男性にもおこる）、すい臓がん、大腸がんのリスクになります。

遺伝子検査で陽性になった場合は、医師によく相談し、お子さんたちの年代に合わせたがん検診の計画をつくってもらったり、発がんのリスクになる生活習慣（喫煙や飲酒）にならないよう、注意して見守ることをおすすめします。お子さんたちに結果を伝えるかどうか、伝えるとしたらいつがいいかも、医師やパートナーと相談してください。Q1でもお答えしたように、がんの原因となる遺伝子の変異があっても、必ずがんになるというわけではありません。心配し過ぎず、前向きな気持ちで、ご自分の治療に取り組むことが大切だと思います。

Q3 セカンドオピニオンを受けるとき、何を持って行けばいいですか？

A3

セカンドオピニオンとは、患者の権利の1つで、主治医から示された治療方針に対して、患者さんが自己決定するために、他の医師から第2の意見を聞く制度です。セカンドオピニオンを受ける利点は、主治医の意見について、別の医師から助言をもらい、別の角度からも検討することができるということです。もし別の治療法が提案された場合には、選択の幅が広がります。

しかし、最初から転院や、担当医を変えることを目的にするものではなく、異なる診断や治療法を示された場合は、持ち帰って主治医に相談することが前提となっています。

セカンドオピニオンを受ける際は、主治医の紹介状（診療情報提供書）に、病理検査・血液検査などの検査結果、画像データ（ＣＤ、ＤＶＤ、フィルムなど）を添付してもらいます。さらに、自分が質問したいことを書いたメモを用意していき、意見を聞きましょう。

残念ながら、現実にはセカンドオピニオンを受けることを自分への不信感のあらわれと受け止め、いまだに、紹介状を書いてほしいといっただけで、怒り出す医師がいます。そのため、紹介状をもらえず、セカンドオピニオン外来の診療を受け付けてもらえないことがあります。こうなると、結局、二重に検査を受けなければいけないこともめずらしくありません。こうした時代遅れの医師に、がんのような命にかかわる病気の治療を任せられるのか、疑問です。

なお、セカンドオピニオンは自由診療なので、事前に料金を調べておく必要があります。また、たいがいは予約制です。

Q4 セカンドオピニオンの医療機関を指定されたときは、断れますか？

A4

セカンドオピニオンを受けるのは患者の権利で、それをどこで受けるのかは患者さん自身が決めることです。医療機関を指定されるようなことはあってはなりません。

しかし、科学的根拠に乏しい治療法や、保険のきかない高額な治療法だけを宣伝しているような医療機関には、紹介したくないと思う医師が多いものです。

がんの患者さんがセカンドオピニオンを受ける場合は、がんの治療件数が多く、治療体制が整っている施設を選ぶことをすすめます。都道府県や地域の「がん診療連携拠点病院」（拠点病院と略）は、がん治療の情報や専門医がそろっています。また、拠点病院には、「がん相談支援センター」（Q13参照）があり、その地域でセカンドオピニオン外来のある医療機関も紹介してくれます。

Q5

転院したいので、カルテやCT画像のコピーをほしいといったのですが、応じてくれません。どうしたらいいですか？

A5

カルテは医療機関に保存義務があるので、現物はもらえませんが、コピーは患者本人の要望があれば提供するのが普通です。ただ、医師によっては、カルテを開示しない場合もあり、医療過誤の裁判で、裁判所がカルテ開示を命じて初めて開示されることもあります。検査画像についても同じです。

私の患者さんの中には、医師にCT画像を見せられたときに、それをスマートフォンで撮影したものを持ってきた方もいます。

Q6

父（78歳）が肝臓がんで、担当医から「余命半年」と言われました。がんの余命宣告は当たりますか？

A6

それはあくまでも統計データで、同じような進行状況の人の平均余命をいっているにすぎません。「余命半年」と言った医師は、「あとはもう、できることがありませんよ」と言いたいのかもしれませんね。でも、がんという病気は、ほとんどの方が、亡くなる2カ月〜2週間前まではＡＤＬ（日常生活動作）を保つことができるので、動ける間は緩和ケア治療を受けながら、希望通りの生活ができるよう援助してあげればよいと思います。その間に、病気の進行が遅くなり、「あの余命半年ってなんだったの？」と思う例は、私の知る限りでもたくさんあります。

Q7

医師から、がんのステージⅣで「末期がん」だと言われました。ステージⅣはほんとうに末期なのですか？

A7

ステージ（病期）とは、がんの進行度を表す指標で、0からⅣまでの5段階にわかれます。分類の基準になるのは、がんの大きさ、周辺のリンパ節への転移の有無、別の臓器への転移の有無の3つで、がんの治療法を選ぶために判定したり、5年生存率を出すときの区分として用いたりします。ステージⅣの5年生存率は、がんの種類によって違い、胃がんで約10％、乳がんで約40％、前立腺がんで約60％とさまざまです。

このデータからいっても、「末期がん」という言葉が、あまり根拠のないものだということがおわかりいただけると思います。なぜなら末期は死期が近いことを意味し、定義はきちんとありませんが、1カ月、3カ月などが一般的だからです。「進行がん」というべきでしょう。

Q8

がんがあるけれど、放置療法を選びたいと思います。
近藤誠さんの本を読み、検査はした方がいいと書いてあったので、
検査だけをしてくれる病院を探しましたが、
治療する気がないなら、ほかの病院を探してと言われました。
検査だけをしてくれるような病院はありますか？

検査だけしてくれる病院はあると思います。その検査結果から、どのような治療法があるかを聞いたうえで、治療を受ける・受けない、どの治療を受けるかを決めるのは、患者さん自身です。

A8

治療には積極的治療と支持的療法があり、がんでは、がん細胞をたたくための治療を積極的治療、がんに伴う痛みなどの症状を和らげたり、がん治療による副作用を軽減したりする治療を、支持的療法といいます。積極的治療を何もせず、緩和ケアだけ受けるというのも選択肢の1つです。

近藤誠先生の「がんもどき理論」については反論がありますが（38頁コラム参照）、がんの「放置療法」を提案している本を読んでそれを選んだとしても、患者さんや近藤先生を責めるのは、理にかなっていないと私は思います。がん薬物療法専門医のくせに何をいうんだ、と怒られるかもしれませんが、ご自分の人生なのだから、一番大切なのはご本人の思いだと私は考えています。

Q9 がんの治療中も働き続けたいと思っています。会社の誰に相談すればいいでしょうか？

A9

以前は、職場では自分ががんであることを隠している人が多くいました。しかし、現在では、がんであることを公表し、働きながら、がんの治療を受けている人は、年々増えています。「平成22年国民生活基礎調査」に基づく推計ですが、仕事をもちながら、がんで通院している人は、32・5万人に上ったということです。そのうち55％が女性です。

政府もようやく「治療と職業生活の両立」のための政策に力を入れ始め、２０１６年に、がんだけではありませんが、「事業場における治療と職業生活の両立支援のためのガイドライン」を作り、企業を指導しています。その中では、病気の人が治療・通院しながら働けるように、「時間単位の年次有給休暇」（1時間単位）、「傷病休暇・病気休暇」、「時差出勤制度」「短時間勤務制度」「在宅勤務（テレワーク）」、「試し出勤制度」の整備が必要だとしています。これらを、大きな会社だけでなく、すべての労働者が申請したら取れるようにしなさい、といっているのです。

これはあくまでも努力目標ですから、すぐに全部の企業で整備されるわけではありませんが、当事者が声を上げていくことによって、必ずよい方向に向かっていくでしょう。まず、上司や人事担当者に相談して、治療と仕事を両立する方法を話し合うとよいと思います。

Q10 がんの痛みがあるけれど、モルヒネは使いたくありません。モルヒネ以外の方法はありますか？

A10

がんの痛みをとる薬は大きくわけると2種類あり、「オピオイド鎮痛薬」といわれる「医療用麻薬」と、「非オピオイド鎮痛薬」になります。どちらを使うかは、痛みの診断に基づいて決めます。医療用麻薬は、神経系の司令塔である脳や脊髄に作用して痛みを抑えるものです。医療用麻薬の中でも、世界標準として痛み止めに最も多く使われているのがモルヒネです。

モルヒネを使うと麻薬中毒になると誤解している人がいますが、痛み止めとしてモルヒネを適正に使っている限り、麻薬中毒になることはありません。

また、モルヒネを使うのはがんの終末期で、それを使うようになったら、もう長くないというのも誤解です。がんの痛みは、初期からさまざまなところに発生します。その痛みに対し適切にモルヒネや他の痛み止めを使うことが大切です。痛みから解放されると、患者さんは食欲が出て、元気になり、治療効果が上がり、延命につながることがわかっています。そのため、「緩和ケアは、早いうちから始める」ことを、WHO（世界保健機関）も国も推奨しているのです。

しかし、残念ながら、日本ではモルヒネについてよく勉強していない医師が多く、最も安くて効果のある医療用麻薬であるモルヒネの使用量が、諸外国と比べ圧倒的に少ないのが現状です。

Q11 緩和ケアは最後の手段ですか？

A11

緩和ケアとは、がんに限らず、生命を脅かす病気やその治療に伴う「身体のつらさ」「精神のつらさ」など、いろいろな「つらさ」をもつ患者さんとそのご家族に対する、治療や支援のことです。患者さんやご家族が、自分らしい生活を送れるようにサポートするという考え方です。ですから緩和ケアは、がんと診断されたら、なるべく早期からスタートすることが望ましいのです。

がんと診断されると、さまざまな不安やストレスが生じます。今までは、がんを治すということに関心が高かったのですが、がんを抱えながらどのように生活していくかという「生活の質」も、がんを治すことと同じように大切です。

また、たとえ手術や抗がん剤など、がん自体に対する積極的治療が難しいということがあっても、なんの治療もできないということではありません。痛みや吐き気、食欲不振、だるさなどといったつらい症状や、気分の落ち込み、孤独感などが軽くなるようにすることも、がんによって起こる症状に対する立派な治療なのです。

がんになっても、それまでの生活スタイルをなるべく変えず、それぞれの患者さんの生活の質が保たれるように、医学的な側面に限らず、幅広い対応をしていくのが緩和ケアです。

また、患者さんを支えるご家族が体調を崩されることや、精神的に疲れてしまうことも少なくないため、緩和ケアはご家族のサポートも対象にしています。患者さんが亡くなった後の家族の悲しみのケア（グリーフケア）も、がん医療の中に取り入れられるのが望ましいと考えられています。

その意味では、緩和ケアは、がんの始まりから終わりまでの医療といえます。

Q12 子どもは3歳の男の子です。私が乳がんになったことを子どもにどう話したらよいか、迷っています。

A12

がんの告知を受けた後、たとえ何も言わなくても、お母さんの様子がいままでと違うことを、お子さんは感じていると思います。これからは検査や入院、手術や化学療法など、いろいろなことがあります。ですから、お子さんには早めに本当のことを話したほうがよいと思います。隠し事をすると、お子さんはそれを感じ取り、余計に不安になると思うからです。ほかの家族の方にも協力をお願いして、励ますだけでなく、お子さん自身が不安や心配、悲しみを吐き出せる場をつくることも大切ですね。

がんという病気をどんな言葉で説明するか、そのときどきの外見の変化や、治療のつらさについてどう話すかは、そのお子さんの年齢によっても変わってきます。同じ病気をもつ患者さんの集まりなどで、同年代のお子さんをもつ方に相談するのもよいと思います。

また、「がんになった親をもつ子どもへのサポート情報サイトHope Tree」は、以前から、アメリカで広く用いられている患者さんと子どもへのサポートプログラムに取り組んでいます。Hope Treeの活動をまとめた本として、『がんになった親が子どもにしてあげられること』（ポプラ社）が出版されているので、参考にしてはいかがでしょうか。

▼がんになった親をもつ子どもへのサポート情報サイト（https://hope-tree.jp/）

Q13 がんの無料相談はありますか？

A13

全国各地の「がん診療連携拠点病院」などに、がんに関する情報提供と相談の窓口として開設されているのが、「がん相談支援センター」です。ここには、がん専門相談員としての研修を受けたスタッフがいて、信頼できる情報に基づいて、がんの治療や療養生活全般の質問や相談を受付けています。医療費のこと、治療法のこと、薬や副作用のこと、仕事のことなど、がんにかかわることなら何でも相談できます。ただし、個別の治療や医学的判断が必要な病状についての意見を求める場ではありません。

病院によっては、相談内容に応じて、専門医やがんに詳しい看護師（認定看護師、専門看護師）、薬剤師、栄養士などの専門家が対応できる連携体制を整えているところもあります。

名称は、「がん相談支援センター」のほか、「医療相談室」「がん相談支援室」「よろず相談室」「地域医療連携室」となっている医療機関もあります。

その病院に通院していなくても、がん患者本人でなくても無料で相談ができ、相談内容の秘密は守られます。相談方法は、面談、電話、電子メールなどがあり、面談の場合は予約が必要です。

全国の「がん相談支援センター」は、「がん情報サービス」のサイト（http://ganjoho.jp）から探すことができます。

あとがき

医療の中でも、遺伝とがんの領域はとくに技術の進歩が著しく、新しい検査法や薬剤が次々に開発されています。本書の執筆中にもさまざまな新しい動きがありました。しかし、新しい動きのすべてが患者さんにとってよいものだとは限りません。

２０１８年5月に日本乳癌学会が突然、遺伝性乳がん・卵巣がん症候群で「予防的乳房切除」を推奨すると「乳癌診療ガイドライン」を変更したことも、そのひとつです。アメリカのＮＣＣＮのガイドラインでは、遺伝カウンセリングの中で選択肢として提示すべき、と述べられるにとどまり、全く推奨されていません。新しいエビデンスが追加されたわけでもありません。

その直前、分子標的治療薬「オラパリブ」の適応を調べるための、ＢＲＣＡ1とＢＲＣＡ2の遺伝学的検査が6月1日から保険収載されることが決まりました。それも、健康保険が使えるのは、特定の会社の検査法だけです。これには大きな疑問があります。その詳細についてはぜひ、私のブログを参照してください。(http://minerva-clinic.jp/blog/)

いったい、どういうことでしょうか？　検査で遺伝性乳がんと診断されたとして、その先には「臓器狩り」ともいえる乳房予防切除の世界が広がっているように私には見えます。さらに、その先には片側100万円ともいわれる乳房再建術、自由診療の世界が広がっているのです。確かなエビデンスも示されないまま、なぜこのような不思議な動きが起こるのか、私にはわかりません。

米国では議会が「患者と供給者のためのメディケア 改革法2008」の施行に際して、米国医学アカデミー（IOM）に対して、最良の診療ガイドライン作成法を研究するよう要請し、2011年3月にIOMは「信頼できる診療ガイドライン」の定義を決めました。これに従い、アメリカの専門医を養成する学会を束ねるCMSSは、会員と企業との関係に規制を設け、ガイドライン委員長と委員の過半数は利益相反（COI）フリーでなければならない、委員を辞した後も一定期間はガイドラインに関して講演執筆活動はできないと決めています。当然、利益相反のある人は学会運営に携われませんので、企業から講演執筆料をもらっている人が学会理事長におさまることはできません。一方、日本にはこのような規定はありません。それでもあなたは日本の臨床ガイドラインを信じることができるでしょうか？

しかし、わが国もまだまだ捨てたものではありません。なぜなら昨年より内科外科といった学会たちを束ねる日本医学会連合に、新たに診療ガイドライン委員会がつくられたからです。遅きに失しているのですが、何も始まらなかったところから、少なくとも始まる準備をしているという大転換点を迎えているのです。日本を担うこれからの世代のために、私たちは、今できることをしていかねばなりません。みなさんも、専門家任せにしないで、自分のからだのことは自分で決めてください。

最後になりましたが、本書出版に当たり、株式会社法研編集部の横田昌弘さんには的確なご助言をいただくなど、大変お世話になりました。ここに感謝の意を記したいと思います。

仲田洋美

2018年6月

【著者略歴】

仲田 洋美（なかた・ひろみ）

1965年生れ。1995年高知医科大学医学部（現高知大学医学部）卒。

同大学第三内科学、第二外科学、四国がんセンター、兵庫医科大学医学部付属病院臨床遺伝部等の勤務を経て、2015年に新宿ミネルバクリニックを開設（院長）。

2018年より神宮外苑ミネルバクリニック院長。

「総合内科専門医」「がん薬物療法専門医」「臨床遺伝専門医」の３つの専門医資格を持ち、がんと遺伝の専門医として遺伝外来やセカンドオピニオン外来を続けている。

おもな著書に『女性のがんの本当の話 』（ワニブックス）がある。

神宮外苑ミネルバクリニック
東京都港区北青山 2-7-25 神宮外苑ビル 1 号館 2 階（〒107-0061）
TEL . 03（3478）3768

がんと遺伝の疑問に答える
遺伝するがん・しないがん

平成 30 年 7 月 24 日　第 1 刷発行

著　　者　仲田 洋美
発 行 者　東島 俊一
発 行 所　株式会社 法 研
東京都中央区銀座 1-10-1（〒104-8104）
販売 03(3562)7671 ／編集 03(3562)7674
http://www.sociohealth.co.jp

印刷・製本　研友社印刷株式会社　0102

SOCIO HEALTH
小社は（株）法研を核に「SOCIO HEALTH GROUP」を構成し、相互のネットワークにより、“社会保障及び健康に関する情報の社会的価値創造”を事業領域としています。
その一環としての小社の出版事業にご注目ください。

ISBN978-4-86513-501-5 C0077 定価はカバーに表示してあります。